KRANKHEITEN
IM
KINDESALTER

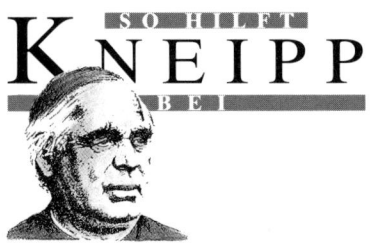

KRANKHEITEN IM KINDESALTER

*Der Aufbau eines
natürlichen Gesundheits-
schutzes für unsere Kinder*

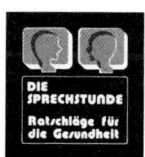

Herausgegeben von Lothar Burghardt
und Hans Hermann von Wimpffen

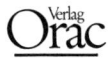

Verlag Orac

WIEN · MÜNCHEN · ZÜRICH

Für die freundliche Bereitstellung des Bildmaterials danken wir:
Herrn Dr. Hans-Horst Fröhlich, Kneipp-Apotheke Bad Wörishofen,
der die Heilpflanzen fotografierte, sowie
der Kurdirektion des Kneipp-Heilbades Bad Wörishofen, die uns alle
anderen Fotos zur Verfügung stellte.

Dieses Buch entstand in Zusammenarbeit mit der TR-Verlagsunion
München.

ISBN 3-7015-0241-2
Schutzumschlag und grafische Gestaltung: Gerti Gnan
Layout: Alfred Hoffmann
Satz und Film: Digitalsatz Robitschek, Wien
Druck und Bindearbeiten: Wiener Verlag, Himberg bei Wien

INHALTSVERZEICHNIS

VORWORT DER HERAUSGEBER*

„Um gesund zu bleiben, muß sich der Mensch bewegen, schwitzen und soll das Wasser in seiner mildesten Form gebrauchen."

Trefflich knapp beschreibt hier ein Mann vor über einhundert Jahren, was heute uneingeschränkt gilt. Sebastian Kneipp, der große Naturheilkundige, der volkstümliche Pfarrer und Sozialreformer, der von 1821 bis 1897 im bayerischen Allgäu lebte und ab 1855 im damals kleinen Bauerndorf Wörishofen seine Therapie und Kur entwickelte, die damals wie heute Weltruf genießt.

Was Kneipp von anderen „Naturheilern" unterscheidet, ist die Bescheidenheit, ist die Einsicht, als Nicht-Arzt seine Grenzen zu kennen. Kneipp rief stets die Ärzte auf, sich seiner Ideen anzunehmen. Und sie kamen, er konnte sie für seine Sicht der Medizin interessieren und für seine Behandlungsmethoden begeistern. Er sicherte damit die wissenschaftliche Fundierung seines neuen Behandlungskonzeptes.

Damals war der Priesterarzt lange Zeit umstritten. Man muß bedenken, daß etwa gleichzeitig die Medizin einen ihrer bahnbrechenden Fortschritte feierte: Rudolf Virchow hatte die Zelle entdeckt! Alles konzentrierte sich auf dieses vermeintlich kleinste Teilchen unseres Organismus. Anhänger Virchows gingen sogar so weit, daß sie etwas wie die „Seele" verleugneten, weil sie dieselbe in der Zelle nicht finden konnten. Damals nahm unsere heutige, von apparativen Meisterleistungen, pharmakologischen Erfolgen, aber auch von Entgleisungen geprägte und immer weiter ins Spezialistentum vordringende „Schulmedizin" ihren Anfang.

Apparative wie auch pharmakologische Medizin sind in vielen Fällen an ihre Grenzen gestoßen, an Grenzen der Humanität, der Ethik, der Wirtschaftlichkeit, der Verantwortbarkeit: Laufend werden Medikamente von Gesundheitsbehörden in aller Welt aus dem Verkehr gezogen, weil die Nebenwirkungen nicht zu vertreten sind!

---

* Jeder Band der Reihe „So hilft Kneipp bei..." beginnt mit einer kurzen Biographie Kneipps und einer allgemeinen Beschreibung seiner Therapiemethoden. Wir haben uns entschlossen, diese Kapitel in jedem Band zu wiederholen, um dem Leser die Möglichkeit zu geben, jeden Band einzeln zu erwerben. Denn: wenn auch jeweils nur ein bestimmtes Gesundheitsproblem behandelt wird — das Leben Kneipps und die Grundprinzipien der Kneipp-Therapie sind für das Verständnis und die speziellen praktischen Anwendungen unverzichtbar.

Wenn wir heute darauf so reagieren, daß wir nach Alternativen zu dieser oft zu technischen, manchmal gar entmenschlichten „Heilkunst" suchen, dann reagieren wir eigentlich ganz normal: Die in diesem Jahrhundert rasant beschleunigte Entwicklung der Medizin hat nämlich die alte Heilkunst, die Behandlung mit den unendlich vielen Schätzen unserer Natur, allzusehr in den Hintergrund gedrängt. Heute fordern wir zu Recht ein Comeback, eine Renaissance der Naturheilkunde, und sie ist in vollem Gange!

Sebastian Kneipps Lehre vom „naturgemäßen Leben und Heilen" steht nicht alleine da. Schon vor 2000 Jahren legten die Ärzte-Väter Hippokrates und Aristoteles den Grundstein dazu, ähnliche Hochkulturen der Naturmedizin kennen wir aus Asien, etwa aus China oder Persien. Kneipp hat also keineswegs die Naturheilkunde erfunden, auch nicht die Hydrotherapie, die Wasserheilkunst, die aus seinen Behandlungsweisen herausragt. Sebastian Kneipps Verdienst ist es aber, die wirksamsten Methoden der abendländischen Naturheilkunde unermüdlich erprobt, kritisch gesichtet, verfeinert und zu einem ganzheitlichen Programm ausgebaut zu haben. Sein Behandlungsplan setzte sich — und das ist auch heute vorbildlich — aus fünf Wirkprinzipien zusammen:

- Hydrotherapie (Wasserheilkunde)
- Phytotherapie (Pflanzenheilkunde)
- Ernährungstherapie
- Bewegungstherapie
- Ordnungstherapie (das Leib-Seele-Wechselspiel)

Heute sind Sebastian Kneipps Erkenntnisse, die er in Jahrzehnten erfolgreicher Kurpraxis erarbeitet und niedergeschrieben hat, von der medizinischen Wissenschaft umfassend untersucht und bestätigt worden. Mehr und mehr verschwindet auch die unnötige Trennung von „Schulmedizin" und „Naturheilkunde". Sie weicht der Erkenntnis, daß nur eine Medizin richtig sein kann, nämlich jene, die hilft und die einer naturwissenschaftlichen Prüfung standhält.

Die Kneippbehandlung ist das zentrale und ausgereifteste Programm moderner Naturheilverfahren, es ist in sich geschlossen und zeitlos gültig. Und da es nirgendwo in der Medizin sinnvoller ist, natürliche Heilmethoden anzuwenden als beim jungen Menschen, dem die Heilkräfte der Natur noch „unverbildet" zur Verfügung stehen, gilt es in diesem Buch, den Wert der Kneippbehandlung im Kindesalter darzulegen. In diesem Alter ist Medizin meistens noch vorbeugend, präventiv ausgerichtet. Und was Hänschen da lernt, kann Hans später immer wieder gut nutzen.

Das besondere Anliegen der Autoren und Herausgeber dieses Buches und der dazugehörigen Reihe ist es, die volle Wirkungsbreite, die Vielseitigkeit der Kneipp-Therapie darzustellen. Und das sowohl für den Noch-Gesunden, der vorbeugen möchte, als auch für den Angeschlagenen, der sich umstellen will, für den chronisch Kranken, der dauerhafte Therapie braucht, wie für den nach Krankheit oder Unfall wieder Genesenden. Dabei ist es oberstes Prinzip, trotz wissenschaftlicher Genauigkeit für jedermann verständlich zu sein.

Lothar Burghardt   *Hans Hermann von Wimpffen*

Sebastian Kneipp –
Leben und Werk

SEBASTIAN KNEIPP – DER VATER DER MODERNEN GANZHEITSMEDIZIN

Sebastian Kneipp gilt als der Vater der modernen Ganzheitsmedizin. Daß dies von einem Priester gesagt werden kann, entbehrt nicht einer gewissen Logik: Als Seelsorger waren dem schwäbischen Dorfpfarrer die seelischen, sozialen und geistigen Dimensionen des Beziehungsgeflechtes von Gesundheit und Krankheit wohl bewußt und bekannt. Dazu kam bei Kneipp die Überzeugung, daß der Schöpfer in der Natur ungezählte Heilkräfte für den Menschen geschaffen hat.

Warum die Kneipp-Therapie gerade bei Erkrankungen im Kindesalter Vorzügliches zu leisten vermag, liegt nicht nur am besonders intensiv beeinflußbaren Organismus des heranwachsenden Menschen, der auf die natürlichen Reize noch „unverbildet" antworten kann. Es liegt auch daran, daß Sebastian Kneipp sich in seiner Heilkunst besonders der Kleinen annahm: Seine zweite große Stiftung und in der Folge seine Lieblingsstiftung war die Kneippsche Kinderheilstätte, heute eine moderne und sehr gefragte Kinderkurklinik.

Aber verfolgen wir zunächst kurz Kneipps Lebensweg, um zu erfahren, wie und warum er zum größten Heilkundigen seines Jahrhunderts geworden ist.

Im Jahr 1889, gerade 68 Jahre alt geworden und auf dem Höhepunkt seiner weltweiten Berühmtheit, schrieb Sebastian Kneipp in seiner Autobiografie: „Nach dem Urteile zweier vorbildlicher Ärzte war ich im Jahr 1847 am Rande des Grabes, beide hielten mich für verloren; durch die Hilfe des Wassers allein lebe ich heute und bin munter und guter Dinge."

Wenn man Kneipps Lebensgeschichte, über die Romane geschrieben und Filme gedreht wurden, verfolgt, und dem Schlüsselerlebnis einer zunächst „wundersamen" Heilung von tödlicher Krankheit auf den Grund geht, entdeckt man immer wieder aufs neue faszinierende Beispiele von Lebensmut, Entdeckergeist, Problembewältigung, systematischer Beobachtung und Auswertung und naturheilkundlicher Genialität.

Dabei war Sebastian Kneipp alles andere als ein „Wunderkind", und er erweckte auch nicht den Eindruck eines Genies. Aber geprägt durch entbehrungsreiches Leben in der Jugend, mit bodenständig-schwäbischer, ja geradezu dickköpfiger Willenskraft geprägt und mit seiner tief religiösen Liebe zur Schöpfung setzte er auf genial einfache Weise die Elemente heilender Kräfte aus der Natur zu einer Ganzheit zusammen. Spricht man heute von Ganzheitsmedizin oder „psychosomatischer Medizin", so kann Kneipp als „Vater dieses Gedankens" und praktischer Vorläufer dieser neuzeitlichen Therapieansätze gelten. Wie kam es dazu, daß dieser Mann, der ja nur eines wollte, nämlich Priester werden, so bahnbrechende Wirkung auf die moderne Naturheilkunde genommen hat?

DIE WAGEMUTIGE SELBST-THERAPIE MIT WASSER

Sebastian Kneipp kam in einem der schönsten Fleckchen Erde zur Welt: am 17. Mai 1821, einem Sonntag, in Stefansried im bayerischen Allgäu. Ein armseliger Weiler zwar, aber man konnte die nahegelegene gewaltige Basilika der Benediktinerabtei Ottobeuren sehen und hören, heute wie damals ein geistig-religiöses Zentrum Europas. Der kleine „Weberbaschtl" wurde zwar in dieser prunkvollen Basilika getauft, ansonsten aber war sein Schicksal wie das der Eltern trostlos; Anfang des letzten Jahrhunderts ging es der Bevölkerung

in diesem damals „strukturschwachen" Gebiet leider allgemein schlecht: Die heute dominierende Milchwirtschaft war noch nicht „erfunden", man lebte vornehmlich von Flachsbau. Kneipps Eltern, dürftige Webersleute, gehörten zu den ärmsten, deren einziger Reichtum ein einfaches „Häusle" und natürlich viele Kinder waren.

Aber zwei Dinge bekam Kneipp schon in die Wiege gelegt: Erstens lernte auch er, wie man in der Einfachheit die Ordnung der Dinge finden kann, und zum zweiten war seine Mutter ein erfahrenes „Kräuterweible", das den Schatz der Heilkräuter kannte und einsetzte: Die einfachen Leute mußten sich auch in Ge-

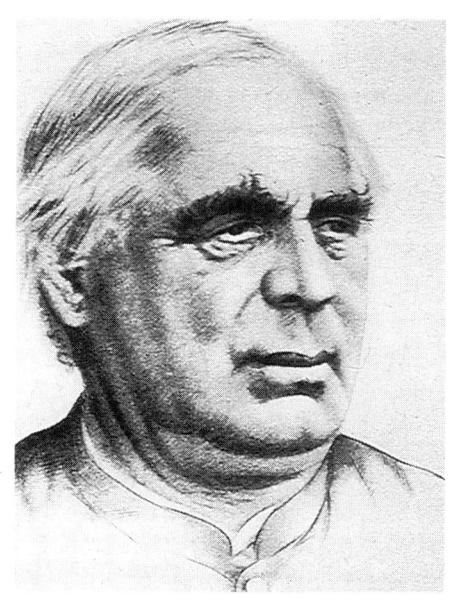

Sebastian Kneipp, der Vater der modernen Ganzheitsmedizin.

13

sundheitsfragen zunächst selbst helfen können.

So war Kneipp von klein auf mit der Natur, ihren Gesetzen und ihren Schätzen bestens vertraut. Aber dies sollte zunächst seinen Lebensweg weniger bestimmen. Als der 12jährige Sebastian anno 1833 in die Sonntagsschule übertreten darf, ist es längst sein sehnlichster Wunsch, Priester zu werden. Die Eltern lehnen stets ab, das Auskommen reicht beileibe nicht für ein Studium. Außerdem brauchen sie den Sohn am Webstuhl: Schon als Kind verbringt Kneipp die meiste freie Zeit außerhalb der Schule im feuchtkalten elterlichen Webkeller. Hier wird auch seiner späteren schweren Erkrankung, der Lungenschwindsucht (Tbc), der Boden bereitet.

Kneipp nimmt jede Chance wahr, auf eigene Faust das Studium finanzieren zu können: Er hilft aus auf Bauernhöfen als Knecht, er verdingt sich als Maurer und Hilfsarbeiter. Aber kaum hat er einen bescheidenen „Schatz" zusammengespart, schlägt das Schicksal zum ersten Mal hart zu: Ausgerechnet an seinem Geburtstag fallen 1842 seine Ersparnisse einem Brand zum Opfer, der auch das elterliche Haus vernichtet.

Kneipp will dennoch seinen Weg gehen. Matthias Merkle, der Kaplan des Marktes Grönenbach bei Ottobeuren, nimmt den Jungen aus Stefansried auf und beginnt mit ihm den Lateinunterricht. Und Kneipp lernt und schuftet, um wieder neu für das Studium zusammenzusparen.

1844 kann er endlich den entscheidenden Schritt tun und als „Spätberufener" mit 23 Jahren in das Gymnasium von Dillingen an der Donau eintreten. Er absolviert es in nur vier Jahren mit hohem Lob, aber der Preis, den er bezahlen muß, ist sehr hoch: Anstelle früherer harter, aber letztlich abhärtender Tätigkeit etwa auf dem Bau oder in der Landwirtschaft muß Kneipp unablässig lernen. Die enge Studierstube und die mangelnde Frischluft lassen sein schlummerndes Leiden, die Tuberkulose, voll zum Ausbruch kommen.

Man muß sich den Lebensmut des jungen Kneipp vorstellen: Die „Lungenschwindsucht" galt damals als unheilbar, Penicillin oder andere Antibiotika waren noch nicht erfunden. Dennoch, obwohl alle Ärzte ihm keine Heilungschancen mehr geben – er spricht selbst von mehr als 200 verzweifelten Arztkonsultationen – beginnt Sebastian Kneipp 1848 an der Universität München das Studium der Philosophie. Er will Priester werden, und er hofft.

Die Schwindsucht quält ihn in immer heftigeren Schüben, er bäumt sich gegen das Schwinden der Kräfte. Und hätte er nicht das kernige Naturell seines Allgäuer Schlages gehabt, hätte er sich vielleicht schon aufgegeben.

WASSER – EIN HEILMITTEL?

In der Bibliothek des Georgianums zu München, gleich gegenüber der angesehenen Universität, sucht Kneipp neben philosophischer und theologischer Literatur auch noch etwas anderes: Gibt es denn nichts, was helfen könnte, mit einer Krankheit wie der Schwindsucht fertig zu werden? Hat die Natur nichts parat, was auch in seiner Situation helfen könnte? Kneipp weiß ja schon: *„Natura sanat, medicus curat"* – „Die Natur heilt selbst, der Arzt verhilft ihr nur dazu".
Wie Schuppen fällt es ihm von den Augen, als er das Buch „Von der Kraft und Wirkung des Wassers in die Leiber der Menschen in gesunden und kranken Tagen" durchblättert, das zwei Generationen vor ihm der Stadtphysikus Dr. Johann Siegmund Hahn aus dem schlesischen Schweidnitz verfaßt und das ihm den Spitznamen „Wasserhahn" eingebracht hatte. Mittlerweile war aber dieses „Wasserkur-Lehrbuch" von einem berühmten Mediziner, dem Ansbacher Gymnasialprofessor Dr. Oertel, überarbeitet und neu herausgegeben worden. Kneipp fand seinen Zustand in dem Buch so genau beschrieben, daß er sofort beschloß, sein Geschick einmal mehr in die eigene Hand zu nehmen.
Was auf den ersten Blick heroisch, ja unerhört riskant aussieht,

ergreift Kneipp „als letzter Strohhalm". Im kalten November des Jahres 1848 startet er in der Donau seines Studienortes Dillingen eine „Kalt-Wasser-Therapie", dies aber nach Hahns Vorschrift und durchaus mit System: Er läuft warm angezogen die zwei, drei Kilometer vom Priesterseminar ans Flußufer, so daß er richtig schwitzt. Dann zieht er sich schnell aus und taucht kurz bis zum Hals in die eiskalten Fluten. Ohne sich abzutrocknen, springt er schnell in seine wollene, warme Kleidung und rennt zurück zu seiner Stube, wo er sich sofort ins Bett legt und ausruht.
In Kneipps Schriften kann man immer wieder lesen, daß er wohl zunächst selbst skeptisch war, aber der von Hahn und Oertel vorgezeichnete Weg schien ihm schlüssig: die Krankheit durch Stärkung der eigenen natürlichen Abwehrkräfte niederringen! Er fühlt sich nach den ersten Tauchbädern etwas besser, das gibt ihm Hoffnung. Nach einigen Wochen harter Selbsttherapie fühlt er: Es geht aufwärts. Nach wenigen Monaten ist Kneipp gänzlich gesund, er hat den Schlüssel zur Heilkraft der Natur wiedergefunden!
Heute wissen wir nicht nur aufgrund des Autopsiebefundes des hochbetagt gestorbenen Priesterarztes, daß er tatsächlich von Lungenschwindsucht befallen gewesen war. Wir wissen auch, daß sein Organismus noch „Rückstellkräfte" gehabt haben muß,

die ein solches Aufbautraining mit Wasserreizen zuließen. Wir wissen zudem, daß Kneipp damit altes Wissen aus Jahrtausenden über die Bedeutung der Wasserreize auf den Organismus neu genützt hat. Und wir wissen heute, daß sich an diesem Naturgesetz *„kaltes Wasser stärkt"* nichts geändert hat, wenngleich wir die Hydrotherapie viel feiner dosiert anwenden können. Das ist letztlich Kneipps Verdienst.

Sein weiterer Lebensweg ist eine Erfolgsgeschichte: 1852 wird er in Augsburg zum Priester geweiht, 1855 übernimmt er im Auftrag des Bischof die Stelle eines geistlichen Leiters des Dominikanerinnen-Klosters zu Wörishofen, auch um dort eine Klosterschule pädagogisch zu betreuen und die Klosterwirtschaft nach den Verlusten der Säkularisation wieder aufzubauen. Kneipp löst alle diese vielfältigen Aufgaben mit unerschöpflicher Energie und großem Talent. Doch die „Therapie" läßt ihn nicht mehr los. Er fühlt sich verpflichtet, auch Studienkollegen und später priesterlichen Mitbrüdern nach der „neuen" Methode zu helfen. Die Erfolge führen dazu, daß sich sein heilendes Tun herumspricht. Auch nach Wörishofen folgen ihm Heilungsuchende. Als er 1881 die Pfarrstelle in dem schwäbischen Dorf antritt, ist er im Ort schon geachtet und ob seiner Vielseitigkeit stets gefragt. Nur mit den Kranken ist es so eine Sache: Immer mehr kommen, das Kloster kann sie nicht mehr alle aufnehmen. Gedrängt vom Abt des Klosters Beuron schreibt Kneipp seine hydrotherapeutischen Erkenntnisse nieder, 1886 erscheint sein erstes Werk „Meine Wasserkur", in erster Linie, wie Kneipp im Vorspann bemerkt, um die Menschen zur Selbsthilfe anzuleiten, damit nicht so viele kämen. Das Buch wird ein Bestseller, die ganze Welt liest es, es wird in 17 Sprachen übersetzt, und jetzt kommen noch mehr Hilfesuchende zu ihm. Kneipp errichtet nun die ersten „Kurhäuser", Sebastianeum, Kinderheilstätte und Kneippianum – heute moderne und angesehene Kurkliniken. Das Bauerndorf ist in weniger als zehn Jahren, bis Kneipp 1897 stirbt, ebenso weltbekannt wie sein genialer Pfarrer. Daß Kneipp und seine von ihm in Jahrzehnten in Selbstversuchen und konsequenter Forschung entwickelte Kur nicht in Vergessenheit gerieten, hat er selbst eindrucksvoll in die Wege geleitet: Trotz aller Erfolge bescheiden und demütig, rief er immer wieder die Ärzte, die „Schulmediziner" auf, sich seiner Methoden anzunehmen. Mehr und mehr Ärzte kamen, Dr. Kleinschrod, Dr. Bergmann, Dr. Baumgarten – letzterer zeichnet für den Beginn der wissenschaftlichen Systematisierung der Kneipp-Therapie und damit für ihre schulmedizinische Absicherung verantwortlich.

DIE WISSENSCHAFTLICHEN GRUNDLAGEN DER KNEIPP-THERAPIE

Der theoretische Grundansatz von Kneipp ist bereits klar: der Natur durch Reize die Chance und den Auftrag geben, das gestörte Gleichgewicht zwischen Gesundheit und Krankheit wieder einzurenken. Aber das hatten schon viele vor Kneipp versucht, zumal mit Wasser: Manche entwickelten regelrechte „Roßkuren", indem sie die Patienten unter Wasserschwallduschen stellten.

Sebastian Kneipp tat das Gegenteil: Er versuchte in immer neuen Schritten, die Hydrotherapie zu verfeinern und sie für Menschen unterschiedlichen Alters, verschiedener Gesundheitsstörungen und unterschiedlicher Konstitution nutzbar zu machen.

Aus heutiger Betrachtung lassen sich fünf Hauptgründe dafür darstellen, daß Kneipp – trotz der Anfeindungen der mit Recht skeptischen Universitätsmediziner – so großen Erfolg hatte und daß sein Therapiekonzept heute als moderner denn je angesehen wird:

DAS PRINZIP VON DER URSACHENBEKÄMPFUNG

Kneipp war es gewohnt, den Sachen auf den Grund zu gehen. Als Seelsorger konnte er zuhören, die Menschen in allen Dimensionen ihres Wesens, ihrer Sorgen, ihrer Gewohnheiten kennenlernen. Für ihn war eine Funktionsstörung oder Krankheit nicht Schicksal, es mußte dafür eine Ursache geben. Während die offizielle Medizin sich bereits immer mehr zum Spezialistentum entwickelte, was ebenfalls unbestreitbar große Fortschritte brachte, hielt Kneipp am Prinzip der Ursachenfindung und -bekämpfung fest. Er betrieb „kausale Therapie" und gab sich nie mit dem Kurieren von Symptomen zufrieden.

Kneipps Diagnostik, aus großer Erfahrung und mit Augenmaß betrieben, wurde in dem Maße abgesichert, wie er Ärzte für seine Praxis gewann. Und dies ist ein zweiter Erfolgsbaustein:

DIE WISSENSCHAFTLICHE BEWERTUNG UND WEITERENTWICKLUNG

Bereits 1894, sechs Jahre nachdem die ersten Ärzte sich für seine Methode interessiert hatten, konnte Sebastian Kneipp einen Ärztebund gründen. Damit bestand für die Kneipp-Therapie keine Gefahr mehr, als Außenseitermethode wieder verdrängt zu werden. Die Kneippärzte, damals noch Pioniere, heute mit der aufstrebenden Richtung „Naturheilverfahren" fest in der Medizinfortbildung integriert, haben in den vergangenen 100 Jahren dafür gesorgt, daß die Kneipp-Therapie in all ihren Wirkungsbereichen wissenschaftlich untersucht wurde. Heute befassen sich mehrere Forschungsstellen, teils als Tochtereinrichtungen von Universitätsinstituten, mit der weiteren Fundierung: Stets neue Meßmethoden erlauben die Beobachtung von Zusammenhängen, die damals undenkbar waren, von denen Kneipp aber überraschend viele richtig eingeschätzt hat.

DIE VERFEINERUNG ALTER HEILKUNST

Vor Kneipp war die Hydrotherapie meist zu brutal eingesetzt worden, wohl auch aus der damaligen „humoral-pathologischen" Sichtweise der Medizin: Man nahm nach Hippokrates – was übrigens nicht völlig abwegig ist – an, daß Gesundheit und Krankheit letztlich von den Säften (*humor* = Saft) und deren richtigem Verhältnis abhängig seien: Blut, Lymphe, Speichel und Magensaft, Galle, Bauchspeicheldrüsen- und Darmdrüsensaft. Folglich versuchte man alles, um zu „verdünnen", zu „entgiften", zu „entschlacken", „abzuführen", „abzuzapfen". Von diesen Extremen kam Kneipp sehr schnell zu einer Theorie, die heute nunmehr als grundrichtig belegt wird: Der kleinstmögliche Reiz, der die gewünschte Wirkung erzielt, ist der beste. Kneipp schreibt selbst: *„Ich warne vor jedem zu starken und zu häufigen Anwenden des Wassers. Der sonstige Nutzen des Heilelementes kehrt sich in Schaden."*

Oder an anderer Stelle: *„Dreißig Jahre habe ich sondiert und jede einzelne Anwendung an mir selbst erprobt. Dreimal – ich gestehe es offen – sah ich mich veranlaßt, mein Wasserverfahren zu ändern, die Saiten abzuspannen, von der Strenge zu Milde, von großer Milde zu noch größerer herabzusteigen."*

Mit dieser Vorgabe hat Sebastian Kneipp die wissenschaftliche und systematisch dosierte Anwendung des Wassers auf unser größtes Organ, die Haut, eingeleitet. Hydrotherapie ist heute so verfeinert, daß ihre Anwendungsmöglichkeiten aufgrund der feinen Abstimmbarkeit eigentlich für jeden Menschen nutzbar sind, vom Schwerkranken bis zum lebensprallen Hypertoniker – immer vorausgesetzt, der Organismus kann auf die gesetzten Reize noch reagieren (siehe Gegenanzeigen!).

DIE HYDROTHERAPIE IST NICHT ALLES

Nun kam Kneipp auch sein von zu Hause erworbenes Interesse an den heilkräftigen Pflanzen zugute: *„Es gibt kaum zwei Pflanzen, die denselben Geruch haben, und wir können wohl annehmen, daß auch jede ihre besondere Wirkung haben muß."* Wenn man ihn nicht „Wasserdoktor" genannt hätte, wäre Kneipp wohl das Attribut „Kräuterpfarrer" angedient worden: Er widmete sich inbrünstig der einschlägigen Literatur, probierte insbesondere im Bereich der Kräutertees und baute sich systematisch und ergänzend zur Hydrotherapie einen Heilpflanzen-Schatz auf. Aus der Partnerschaft mit seinem Apothekerfreund Leonhard Oberhäußer aus Würzburg erwuchs schließlich auch hier die wissenschaftliche Begründung der „Phytotherapie", die heute ein viel erforschtes Feld der Pharmakologie ist. Auch in der Phytotherapie

setzte Kneipp auf das richtige Prinzip: milde Wirkung, die einen dauerhaften Einsatz erlaubt, der frei von unerwünschten Nebenwirkungen ist.

Seinem Naturell als Mahner, Aufrüttler zu einer gesünderen Lebensführung entspricht es, daß er neben dem kunstgerechten Einsatz des Wassers und der Heilkräuter auch die Bewegung und die richtige Ernährung in seine Behandlungspläne einbaute. Kneipp sah ja an manch verweichlichten Zeitgenossen (oft aus den „höheren und höchsten Schichten"), daß Bewegungsmangel für viele Krankheiten mitverantwortlich war, und er schätzte die Bedeutung gesunder Ernährung so hoch ein, wie es uns erst heute wieder richtig zu Bewußtsein kommt. Drastisch, aber wie immer treffsicher, formuliert er: *„Wenn der Vater einer Krankheit oft unbekannt ist, die Mutter ist immer die Ernährung!"*

Kneipps Ernährungsratschläge kann man heute mit Genuß nachvollziehen – einfach, unverkünstelt, vollwertig und möglichst naturbelassen und frisch soll die Kost sein.

DIE EIGENTLICHE GANZHEITSTHERAPIE

Kneipp verlor nie seinen Hauptauftrag aus den Augen, den zu

erfüllen er sich in der Jugend so gequält hatte: Als Priester war er zunächst der seelischen und sozialen Verfassung seiner Mitmenschen verpflichtet. In dieser Verantwortung sah er auch seine Heilmethode: *„Oft konnte ich den kranken Menschen erst helfen, nachdem ich Ordnung in ihre Seelen gebracht hatte."* Kneipp kann mit Fug und Recht als der erste Therapeut der Neuzeit benannt werden, der Therapie als Ganzheitsaufgabe im Leib-Seele-Zusammenhang ansah und damit das entwickelte, was wir heute „Psychosomatik" nennen. Das Ordnungsprinzip ist fundamentaler Bestandteil seiner Heilkunst. Es ist die Klammer, die alle anderen Wirkprinzipien einbindet und in ihrer Wirksamkeit absichert.

KNEIPP-THERAPIE HEUTE

Kneipp-Therapie ist immer das Zusammenspiel aller fünf Wirkprinzipien: Hydro-, Phyto-, Ernährungs-, Bewegungs- und Ordnungstherapie. Dabei ist die moderne Kneipp-Physiotherapie (Heilmaßnahme über die Natur) nicht statisch, sie hat neue wissenschaftliche Erkenntnisse immer gewürdigt und ebensowenig den technischen Fortschritt mißachtet. Zu allen fünf Wirkprinzipien liegen heute zahlreiche wissenschaftliche Studien und Forschungsarbeiten vor, was nicht heißt, daß nicht in dem Maße weitergeforscht wird, wie der Mensch immer tiefer in die Zusammenhänge von Ursache und Wirkung eindringt und dazu immer neue Meßverfahren entwickelt.

Aus der umfangreichen wissenschaftlichen Kneipp-Literatur (siehe Literaturhinweise) sollen hier einige interessante Details festgehalten werden.

HYDROTHERAPIE

Was beim ersten Hinsehen so einfach aussieht, entpuppt sich als das Wunderwerk der unserem Organismus innewohnenden Regulationsmöglichkeiten. Genaugenommen sind die über 130 verschiedenen Wasseranwendungen, also Waschungen, Wassertreten, Güsse, Bäder, Dämpfe und Wickel, ein Training für unsere Gefäße, das sie elastisch halten soll. Dazu muß man wissen, daß unsere Haut sowohl Kälte- als auch Wärmefühler besitzt, die wie Thermostaten wirken: Sie melden Temperaturänderungen „nach oben", an die autonomen Nervenzentren, von wo aus die Steuerungsvorgänge ablaufen, die die Körperinnentemperatur konstant halten. Wir alle wissen, daß dies lebensnotwendig ist: Temperaturen über 40° C oder unter 36° C sind für uns bereits lebensbedrohlich.

Nun sind wir seit Urzeiten Kalt- und Warmreizen ausgesetzt, wobei wir uns in früheren Zeiten lediglich durch zusätzliche „Haut" in Form von Kleidung vor Kälte schützen konnten. Heute aber leben wir „vollklimatisiert", und die Anforderungen an unsere eigene und automatische Temperaturregulation sind immer geringer geworden. Damit fehlt unseren Gefäßen sehr oft der nötige

„Trainingsreiz": Durchblutungsstörungen, Bluthochdruck, Arteriosklerose und viele Funktionswie Organstörungen, aber auch erhöhte Infektanfälligkeit sind die Folgen.

Hier setzt die Kneippsche Hydrotherapie mit kalten, warmen oder wechselnd temperierten Wasserreizen an, wobei das Trainingsprinzip durch eine fein stufenförmig ansteigende Reizstärke ideal erreicht wird. Dabei hat selbst ein einfacher *Kneippscher* Guß eine dreifache Wirkung:

a) Zunächst wirkt er direkt auf die in der Haut liegenden (kapillaren) Gefäße: Bei kalt ziehen sie sich zusammen, bei warm dehnen sie sich aus, um wieder vermehrt Blut zuzuführen.

b) Zugleich hat jedes Hautsegment mit ihm korrespondierende innere Organe *(Headsche Zonen)*, die über Nervenbahnen im Rückenmark „kurzgeschlossen" sind. So führt ein Wasserreiz, der eine Mehrdurchblutung einer Hautpartie bewirkt, gleichzeitig auch zu einer Mehrdurchblutung und damit verbesserten Versorgung der zugehörigen inneren Organe.

c) Schließlich läuft noch ein komplizierter Reiz-Reaktions-Mechanismus über das Zentralnervensystem im Gehirn ab. Das geschieht autonom, also selbständig, ohne Willensbeeinflussung, um, wie oben erwähnt, die Temperatur im Körperkern immer konstant zu halten. Eine einfache Versuchsanordnung mag dies verdeutlichen: Wird bei einer Testperson der rechte Unterarm in ein kaltes Armbad getaucht, verändert sich auch die Hauttemperatur am linken kleinen Finger, der nicht behandelt wird. Damit ist bewiesen, daß ein Kaltreiz durchaus den ganzen Organismus zu einer Reaktion veranlassen kann. Dies unterstreicht den hohen Wert der Hydrotherapie für eine ausgewogene Regulationslage unserer Blutgefäße und unseres Nervensystems.

PHYTOTHERAPIE

Der schier unerschöpfliche Schatz an heilkräftigen Pflanzen erlebt heute ein nie dagewesenes wissenschaftliches Interesse. Mit immer feineren Meßinstrumenten lassen sich immer neue Wirkstoffe entdecken, wobei heute schon eines klar ist: Der Wirkstoffkomplex einer Pflanze ist immer mehr als nur die Summe seiner einzelnen Bestandteile; es muß also in ihrer jeweiligen Kombination auch noch eine besondere Wirksamkeit liegen. Es bedürfte eines eigenen Buches, um die vielfältigen, milden und ohne Nebenwirkungen hilfreichen Heilpflanzen darzustellen. Auf das Kreislaufsystem wirken folgende Pflanzen:

Brennessel hat eine quasi blutreinigende Wirkung, ebenso Holunder und Wacholder.

Mistel senkt den Blutdruck und bremst Arterienverkalkung.

Rosmarin ist kreislaufanregend.

Roßkastanie ist altbewährt bei Venenerkrankungen (Krampfadern).

Weißdorn wirkt leicht blutdrucksenkend, durchblutungsfördernd und ist als natürlicher Herzstärker hoch angesehen.

Baldrian, Melisse und Hopfen wirken beruhigend und schlaffördernd.

ERNÄHRUNGSTHERAPIE

Die neuzeitliche Ernährungsphysiologie bestätigt immer wieder die einfachen Regeln, die Kneipp für eine gesundheitsgerechte, vollwertige Ernährung oder für eine entlastende Krankendiät

aufgestellt hat. Ernährungstherapie ist schon deswegen immer Bestandteil einer Kneippkur, weil davon auszugehen ist, daß 80 Prozent aller Krankheiten ernährungsabhängig sind oder zumindest durch Fehl- oder Überernährung negativ beeinflußt wurden.

Kneipp-Therapie ist zunächst Allgemeintherapie. Das heißt, daß auch eingefahrene, ungesunde Ernährungsgewohnheiten prinzipiell umgestellt werden. Dabei ist die Diätetik heute so kreativ, daß auch Reduktionskost oder gezielte Diät sowohl für das Auge als auch für Gaumen und Magen attraktiv sind.

BEWEGUNGSTHERAPIE

Auch zu diesem Thema sind schon viele Bücher geschrieben

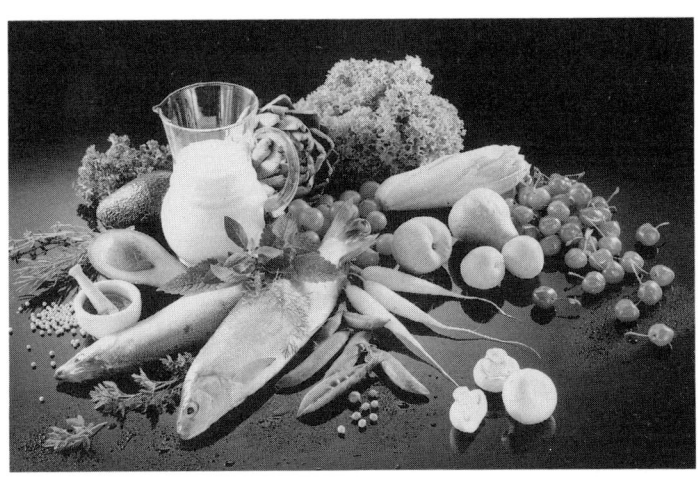

Gesunde Ernährung ist ein zentrales Prinzip der Kneippschen Ganzheitstherapie.

worden. Zunächst sollte man je nach Alter und Konstitution die gesundheitsfördernden – passiven und aktiven – Bewegungsmöglichkeiten (z. B. Sport) mit dem Arzt besprechen.

Körperliche Bewegung allgemein und im engeren Sinne Bewegungstherapie wirken ausgleichend auf das vegetative Nervensystem; insofern sind sie den sogenannten Beta-Rezeptorenblockern gleichzusetzen (Ventil für die Seele).

Eine normale Belastbarkeit des Herz-Kreislauf-Systems vorausgesetzt, sollte man einmal täglich an die Grenze seiner körperlichen Belastbarkeit kommen, also aktiv schwitzen. Dreimal pro Woche sollte man über eine Dauer von wenigstens zehn Minuten einen Großteil der Körpermuskulatur (mindestens ein Sechstel) so kräftig in Schwung bringen, daß die Pulsfrequenz „170 minus Lebensalter" erreicht. Diese Pulsfrequenz entspricht ungefähr auch dem Zustand, wenn die Nasenatmung in Mundatmung übergeht.

Als allgemeine Bewegungstherapie eignen sich besonders Wandern, kräftiges Marschieren, Radfahren, Schwimmen und Skilanglauf. Jogging ist nur anzuraten, wenn man es regelmäßig betreibt, ausreichend federndes Schuhwerk besitzt, und wenn die dabei belasteten Gelenke (Fuß, Knie, Hüfte, Wirbelsäule) nicht geschädigt sind.

ORDNUNGSTHERAPIE

In der heutigen leistungsorientierten Zeit ist vielen Menschen der biologisch-natürliche Rhythmus zwischen Schlaf und Wachsein, Anspannung und Entspannung, Leistung und Ausruhen verlorengegangen. Dieser naturgegebene Wechsel von Aktivität und Passivität unterliegt der Steuerung durch das vegetative Nervensystem. Aufgrund seiner geistigen Fähigkeiten kann der Mensch jedoch im Gegensatz zum Tier in diese Rhythmen ändernd und gestaltend eingreifen. Dies geschieht im negativen Sinne beispielsweise durch Verlängerung des Tages in die Nacht hinein (künstliches Licht) sowie durch wachhaltende oder schlaf- und beruhigungsfördernde Drogen. Wird eine solche gegen den Biorhythmus gesteuerte Lebensweise länger beibehalten, ist meist ein schädlicher Einfluß unvermeidbar, der sich durch funktionelle Organstörungen erstmals bemerkbar macht (Herzrhythmusstörungen, Nervosität, Streß, Angst, Schlaflosigkeit, Depressionen, Leistungsabfall, Muskelverspannung, Kopfschmerz usw.).

Im Rahmen der Kneipp-Therapie wird durch zunächst kleine und sich dann individuell steigernde Reize das vegetative Nervensystem, das die unbewußten physiologischen Vorgänge regelt, trainiert und stabilisiert; dadurch wird der Körper zu einer positiven Gegenreaktion veranlaßt. Im geistig-seelischen Bereich, in dem die Steuerung dieser Verhaltensweisen abläuft, verlangt die Kneipp-Therapie das Setzen von Wertmaßstäben zu einer gesundheitsfördernden Lebensführung. Die neugewonnenen Orientierungspunkte für die eigene Gesundheit sind so gestaltet, daß sie für den Alltag übernommen werden können, also möglichst einfach und voller konkreter positiver Vorschläge.

In der Kneippschen Ordnungstherapie haben aber auch Themen wie Gesundheitsbildung und Psychohygiene einen wichtigen Platz. Durch sie werden die für eine gesunde Lebensführung notwendigen Zusammenhänge zwischen Körper, Geist und Seele wissensmäßig, aber auch motivational und vorbildhaft vermittelt. Als Hilfsmethoden für die Gewinnung neuer innerer Stabilität und Ausgeglichenheit werden im Rahmen der Ordnungstherapie moderne Methoden wie Autogenes Training, westlich orientierte Yoga-Formen oder auch andere Meditationsformen eingesetzt. Das Autogene Training genießt als konzentrative Entspannungsmethode den Vorteil, daß es sich für Gesunde und Kranke gleichermaßen eignet.

Wir wissen nun, daß Kneipp zum Naturheilkundigen wurde, weil es

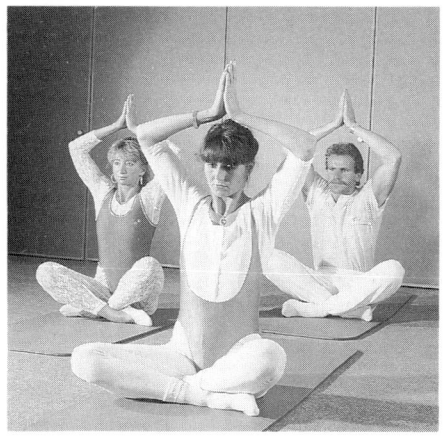

Ordnungstherapie – hier in Form von Yoga – ist die fünfte Säule der Kneippschen Ordnungstherapie.

ihm selbst gelang, mit den körpereigenen Heilkräften, gestützt durch die heilenden Elemente der Natur, seine zunächst als aussichtslos und als verloren erscheinende Gesundheit wiederzuerlangen. Warum aber die Lehre Kneipps vom gesunden Leben und naturgemäßen Heilen so besonders wertvoll für das Kind und den jungen Menschen ist, das liegt auch am präventiven Charakter seiner Methodik. Und kaum wo anders gilt der Spruch trefflicher, als wenn es um die Gesundheit geht: „Was Hänschen nicht lernt, lernt Hans nimmermehr." Erfahren Sie also jetzt, bei welchen Gesundheitsstörungen und Krankheiten die Kneipp-Therapie hilft, wie sie wirkt und welche großen Chancen sie für ein gesünderes Leben der jungen Generation bereithält.

25

Was Kinder brauchen,
um gesund zu bleiben

WIE GESUND SIND KINDER HEUTE?

Wenn man Überlegungen anstellt, welchen Nutzen das Gesundheitssystem, welches Sebastian Kneipp im vergangenen Jahrhundert entwickelte, für erkrankte Kinder haben kann, bleibt es einem nicht erspart, sich Gedanken über den Gesundheitszustand unserer heranwachsenden Generation ganz allgemein zu machen. Dieser darf auch bei kritischer Betrachtung für die Mehrzahl der Kinder als gut bezeichnet werden, was nicht bedeutet, daß man sich mit dieser Feststellung zufriedengeben darf. Aber der erfreuliche Rückgang der Kindersterblichkeit, welcher sowohl die Frühsterblichkeit der Neugeborenen wie auch die Mortalität in den anderen Altersstufen umfaßt, stellt einen untrüglichen Beweis dafür dar, daß die Verbesserungen der Hygiene, der sozialen Verhältnisse und der medizinischen Betreuung sehr segensreich wirksam wurden. Das bis heute nicht voll erklärbare und deshalb so schwer zu ertragende Phänomen des plötzlichen Kindstodes sowie Haushalts- bzw. Verkehrsunfälle haben als Todesursachen die sogenannten klassischen Kinderkrankheiten abgelöst. Diphterie, Wundstarrkrampf und Kinderlähmung sind in unserer Gesellschaft extrem selten geworden, die Tuberkulose als Volksseuche ist stark rückläufig. Wir verdanken all diese Fortschritte den durchgeführten Impfprogrammen und Verbesserungen des Lebensstandards. Neue, wirksame Impfstoffe stehen zur Verfügung, wie die Immunisationsmöglichkeit gegen einen Erreger der Hirnhautentzündung und der gefürchteten Epiglottitis zeigt. Leukämiekranke Kinder haben gute Überlebenschancen, das früher so häufige rheumatische Fieber ist seltener geworden. Das verhältnismäßig so junge Fach der Kinderheilkunde hat sich bisher in seinen Leistungen vorzüglich bewährt und tastet sich nun zur Zeit kritisch und vorsichtig an Zukunftsaufgaben heran, die mit gentechnischen Entwicklungen in Zusammenhang stehen.

VORBEUGEN IST WICHTIGER ALS HEILEN

Das Aufgabengebiet der Kinderärzte hat aber insgesamt eine

deutliche Verlagerung erfahren. Standen früher fast ausschließlich kurative Maßnahmen, also die Behandlung akut und chronisch organisch erkrankter Kinder im Vordergrund, so sind es nunmehr präventive, also krankheitsvorbeugende Bemühungen, die mehr und mehr von ihnen gefordert werden. Es gilt, unerwünschte Nebenwirkungen unseres technisierten und urbanisierten Lebensstils auf den Gesundheitszustand der Kinder rechtzeitig aufzuspüren und zu vermeiden. Krankheiten müssen in ihren Ansätzen bekämpft werden.

Wohl keine andere Gesundheitslehre als die Sebastian Kneipps mit ihren fünf Säulen Hydrotherapie, Ordnungstherapie, Bewegung und Ernährung sowie Pflanzenheilkunde, läßt sich so nahtlos und mühelos in die Bewältigung von präventiven kinderärztlichen Aufgaben integrieren. Die von ihm empfohlenen Mittel wie Wasser, Sonne, Luft, gesunde Kost und Bewegung sind Naturheilmittel in ihrer reinsten Form. Sie garantieren eine gesunde Basis der Lebensführung. Sie setzen den Organismus des Kindes in einen Zustand, der es ihm gestattet, mit vielen, freilich keineswegs mit allen Krankheiten selbstregulierend fertigzuwerden. Darüberhinaus aber ebnen und erleichtern sie den Weg zum Erfolg vieler sogenannter schulmedizinischer Maßnahmen, wenn diese zum Einsatz kommen müssen.

Schulmedizinische Kinderheilkunde und Kneippsches Naturheilverfahren stellen eine ideale Synthese dar und stehen keinesfalls in Konkurrenz zueinander. Man würde der klugen, kühnen und im Grunde zeitlosen, einfach aus Lebenserfahrung entstandenen Idee Kneipps Unrecht tun, wenn man dieses System auf das Niveau einer zur Schulmedizin im Gegensatz stehenden Hausmittelmedizin herabwürdigen wollte und nicht den komplexen und vor allem praktikablen Entwurf einer Gesundheitslehre erkennen würde, die unsere Kinder und Jugendlichen in die Lage versetzt, mit den derzeitigen Lebensbedingungen ohne Schaden fertigzuwerden. Hier liegt – soweit es die heranwachsende Generation angeht – mit Sicherheit der Schwerpunkt des Naturheilverfahrens, das uns Sebastian Kneipp als Erbe und Verpflichtung hinterließ.

HÄUFIGE ERKRANKUNGEN BEI KINDERN

Mit dem teilweisen Rückgang ernsterer organischer Erkrankungen hat sich das Spektrum der von Kindern und Jugendlichen beklagten Leiden weitgehend in Richtung funktioneller Beschwerden verschoben. Welches sind nun die mehrheitlich erhobenen Klagen:

1. **Allgemeinsymptome:** Nervöse Übererregbarkeit mit Konzentrationsstörungen, teils mit Hyperaktivität verbunden, rasche Ermüdbarkeit sowie Schlafstörungen.
2. **Störungen des Magen-Darm-Traktes:** Rezidivierende (ständig wiederkehrende), teils kolikartige Leibschmerzen, Übelkeit, Erbrechen, Darmlabilität oder Obstipation (Verstopfung) und Appetitstörungen.
3. **Nervensystem:** Kopfschmerzen, Schwindel.
4. **Herz-Kreislauf-System:** Herzklopfen, Herzstiche, Herzbeklemmungen und orthostatisches Syndrom bis hin zu Ohnmachtsanfällen.
5. **Atmungsorgane:** Atembeklemmung, Globusgefühl, irritables Bronchialsystem.
6. **Bewegungsapparat:** Leistungsschwäche, Haltungsschäden.

Unschwer läßt sich die Mehrzahl dieser Störungen in den Begriff psychosomatisch-vegetativ bedingter Leiden oder in Inaktivitätsfolgen einordnen. Zum großen Teil finden sie ihre Ursache in einer Lebensweise, die uns das technisch-urbanisierte Daseinsgefüge anbietet, ja zum Teil auch aufzwingt. Daß von solchen Beschwerdekomplexen nicht nur die in den Großstädten und Ballungszentren heranwachsenden Kinder betroffen sind, sondern in zunehmendem Ausmaß auch die in ländlichen Gebieten lebenden, nimmt nicht weiter wunder. Die Übertragung urbanisierter Lebensweise auf das Land ist doch schon sehr weit fortgeschritten, der Unterschied in der täglichen Lebensweise oft kaum mehr wahrnehmbar. Bewegungsarmut, Fehlernährung, Reizüberflutung und der Mangel an physiologischen Temperaturreizen ist sehr allgemein geworden.

Wie Sebastian Kneipp zu seiner Zeit, nur noch in weit stärkerem Ausmaße, stehen wir angesichts dieser Fehlentwicklungen vor der Aufgabe, einige Grundbedingungen natürlicher Lebensgestaltung in den heute üblichen Tagesablauf unserer Kinder einzubringen. Einige Probleme aus der oben erwähnten Palette der Beschwerden stehen derzeit aber im Vordergrund des Interesses. Dies sind Symptombilder wie erhöhte Infektanfälligkeit, Übergewicht, orthostatische Kreislaufdysregulation, Konzentrationsstörungen mit oder ohne Hyperaktivität und Leiden aus dem Formenkreis der Atopie (abnorme Überempfindlichkeit) wie z. B. Asthma bronchiale und Neurodermitis.

Wie weit sich nun hier Therapiebemühungen der Kneippschen Gesundheitslehre, also Hydrotherapie, Bewegung, Ernährung, Ordnungstherapie und Pflanzenheilkunde bewähren, ist Inhalt der weiteren Kapitel dieses Buches, doch soll zunächst auf die Besonderheiten dieser Therapieformen im Kindesalter eingegangen werden.

HYDROTHERAPIE, KLIMATHERAPIE, MASSAGE UND SAUNA

HYDROTHERAPIE

Die Hydrotherapie oder Wasserbehandlung steht im Mittelpunkt der von Pfarrer Sebastian Kneipp entworfenen Heilkunde. Es soll aber nicht vergessen werden, daß sie nur eine Säule dieses Heilverfahrens ist und Ordnungstherapie, Ernährung, Bewegung und Pflanzenheilkunde ihr beigeordnet sind. Nur im Verbund mit diesen kann sie ihre therapeutische und vor allem präventive Wirkung voll entfalten!

Über das Medium Wasser, welches in Berührung mit der Hautoberfläche des Organismus gebracht wird, werden Kälte, Wärme und Druckreize ausgeübt. Empfangsorgane in der Haut, sogenannte Rezeptoren, nehmen diese Reize getrennt auf und führen sie auf vielen zuleitenden, sogenannten „afferenten" Nervenbahnen dem Rückenmark zu. Von dort werden sie den zugeordneten Körperarealen und dem weitverzweigten vegetativen Nervensystem, insbesondere in seinen Beziehungen zu den Blutgefäßen, zurückvermittelt. Man kann dies gut an der wechselnden Hautdurchblutung der auf diese Weise lokal gereizten Körperteile wie Extremitäten, Rumpf oder Gesicht erkennen.

Zum anderen aber werden die empfangenen Reize über aufsteigende Nervenbahnen bis zum zentralen Nervensystem im Gehirn transportiert. Empfindungen wie warm, kalt oder Druck werden dort bewußt registriert und erlebt. Dies geschieht mehr in den Rindenbezirken des Gehirns. Besondere Verarbeitung aber finden solche Reize im Stammhirn, also den entwicklungsgeschichtlich älteren Hirnanteilen. Hier kommt es durch starke Vernetzung der Nervenbahnen zu Impulsen, die eingespeist werden in das vegetative, also unwillkürlich reagierende Nervensystem, das unseren ganzen Körper bis in die Zellverbände hinein durchzieht. Über diese Stammhirnbezirke finden solche Reaktionsabläufe aber auch Anschluß an das Endokrinium, an das Hormonsystem der innersekretorischen Drüsen wie Hirnanhangsdrüse, Schilddrüse, Nebenniere, Bauchspeicheldrüse, um nur einige dieser hormonproduzierenden Organe zu benennen.

Als Summe dieser Erkenntnisse darf man sagen, daß die durch

Kneippsche Wasseranwendungen ausgelösten Reize Fernwirkungen ausstrahlen, die zunächst auf der Ebene der Rückenmarksegmente mehr lokal begrenzt, also areal bezogen sind. Auch eine gezielte Beeinflussung von inneren Organen über die sogenannten Headschen Zonen der Haut ist möglich. Zum anderen gelangen sie in das zentrale Nervensystem und beeinflussen von dort Funktionen des vegetativen Systems, der endokrinen Drüsen. Sie bestimmen auch Funktionen wie den Wachheitsgrad, den Tonus der Körpermuskulatur, die Arbeit innerer Organe, und sie werden auch bewußt empfunden.

DIE WAHL DER RICHTIGEN REIZSTÄRKE

Es wird der Mensch also in der Gesamtheit seiner Funktionen und seines Befindens von der Hydrotherapie beeinflußt. Dies kann freilich in positivem wie in negativem Sinne geschehen. Es ist Aufgabe des Therapeuten, die Reizauswahl nach Art, Dauer und Stärke so zu treffen, daß sie der augenblicklichen Konstitution des Patienten entspricht und ihre positive Wirkung entfalten kann.

Diese Erkenntnis läßt Überlegungen aufkommen, inwieweit die Kneippsche Hydrotherapie auch bei Kindern gesundheitsfördernd eingesetzt werden kann. Der fast schon banale Satz, „das Kind ist kein kleiner Erwachsener", kommt auch hier wieder ins Spiel. Wir wissen aus der Erfahrung und Forschung, daß Kinder von der Geburt über Neugeborenenalter, Säuglingszeit, Klein- und Schulkindalter mehrere Entwicklungsstadien durchlaufen, und daß das Wachstum der Organe nicht gleichmäßig erfolgt. Hormonale Regelkreise werden im Lauf der Entwicklung erst aufgebaut und müssen gefestigt werden. Es erfolgen Umstellungen des Herz-Kreislauf-Verhaltens, und der Grundtonus des vegetativen Systems, das Zusammenspiel von Vagotonus und Sympathikotonus, ist im Kindesalter noch häufig labil. Wir haben es auf der einen Seite mit einem nicht immer einfach zu beurteilenden, in Wachstum und Reifung begriffenen Menschen zu tun, zum anderen bietet dieses Alter noch große Möglichkeiten zur Korrektur von Fehlentwicklungen, insbesondere zur Prävention von Schäden. Man kann von einer gewissen „Plastizität des Kinderorganismus" sprechen. Voraussetzung eines erfolgversprechenden therapeutischen Verfahrens ist deshalb stets eine individuelle Konstitutionsanalyse des Kindes in seiner jeweiligen Altersstufe.

Es gilt, Alter, Größe und Gewicht, Ausbildung des Fettpolsters, Reagibilität der Haut (z. B. Dermographismus), Konstitutionstyp (asthenisch, athletisch oder adipös-untersetzt), Verhaltensmuster, Bewegungsdrang und anderes mehr in diese Gesamtschau einzubeziehen. Insbesondere aber muß auch das Herz-Kreislauf-Verhalten geprüft werden. Allein das Verhältnis von Körperoberfläche zur Körpermasse und damit die Möglichkeit von Wärmeentzung und -produktion ist in den verschiedenen Altersstufen sehr unterschiedlich.

KALTREIZE

Insgesamt läßt sich hierfür eine Faustregel ableiten: Je jünger und zarter ein Kind ist, um so vorsichtiger muß mit Kaltreizen gearbeitet werden. Wärme ist ein kostbares Gut des Kinderorganismus. Kaltreize sollen nur auf gut erwärmte und gut durchblutete Hautareale aufgebracht werden und niemals auf kalte Körperteile. Für eine ausreichende Wiedererwärmung durch aktive Bewegung – oder, weniger empfehlenswert, durch passive Erwärmung wie Bettruhe – ist zu sorgen. Das reichhaltig und variabel gestaltete Angebot von Wasseranwendungen im Rahmen der Kneippschen Hydrotherapie läßt im übrigen fast jede gewünschte Feinabstufung von Reizen zu.

Temperaturreize wirken umso stärker, je mehr sie von der mittleren Körpertemperatur (37° C) abweichen, je größer die betroffene Körperoberfläche ist und je länger die Reizdauer angesetzt wird.

Nach Reizintensität geordnet sind bei Kindern in erster Linie folgende Anwendungen im Gebrauch:

SCHWACHE REIZE (REIZSTUFE I)

Teilwaschungen (Extremitäten, Ober- und Unterkörper)

mit oder ohne Zusätze (z. B. Essig). Temperatur bei Säuglingen zimmerwarm, später temperiert bis kalt. Ziel ist die reaktive Wiedererwärmung und Gefäßerweiterung nach anfänglicher Abkühlung mit Gefäßverengung. Bester Zeitpunkt morgens oder abends. Über mehrere Wochen und Monate regelmäßig angesetzt, führen sie zur Harmonisierung des vegetativen Systems. Temperiert bis kalt und häufig wiederholt kann man mit ihnen bei Fieber die Körpertemperatur absenken.

Wechselteilbäder (Arm, Fuß)
36° C, 3–5 Minuten Dauer
10° C, 5–8 Sekunden Dauer
eventuell zweimaliger Wechsel

Kleine Güsse (Knie, Arm)
18–22° C, Dauer 8–10 Sekunden

33

Anwendungen der Reizstärke I eignen sich insbesondere zur Einleitung kurmäßig angewendeter Hydrotherapie. Sie nehmen dem Kinde die Scheu und die Angst vor kaltem Wasser. Regelmäßig durchgeführt kommt ihnen ein Harmonisierungseffekt des Vegetativsystems und eine Verbesserung der Gefäßreaktion und damit auch der peripheren Durchblutung zu. Es entsteht ein Abhärtungseffekt. Für Kleinkinder stellen sie die gebräuchlichste Kneippanwendung dar.

MITTELSTARKE REIZE (REIZSTUFE II)

Ganzwaschung und Trockenbürstungen sowie Wassertreten und Wechselgüsse

haben zunächst kleinere Körperareale wie Arme und Knie, dann mit zunehmender Gewöhnung Schenkel, Oberkörper oder den Rücken zum Ziel.
Temperaturbereich:
36–38° C warm,
14–18° C kalt.

Halbbad
Warm 37° C, 10–14 Minuten mit ausgewählten Badezusätzen und anschließend temperierte Abgießung.
Kalte Halbbäder von 10–14° C mit kurzer Dauer werden von Kindern zunächst nur ungern angenommen.

Wickel
werden im Kindesalter in erster Linie als Hals-, Brust- und Wadenwickel verordnet. Benötigt werden 3 Wickeltücher: 1 Leinentuch naß, 1 Baumwolltuch trocken, 1 Wolltuch trocken.
Wickel entziehen Wärme, wirken entzündungshemmend, beruhigend, schmerzlindernd und entspannend.
Die Liegedauer ist bei akuten Prozessen kurz und sollte bis zum Auftreten des reaktiven Wärmegefühls währen. Soll die Körpertemperatur bei Fieber gesenkt werden, ist die Liegezeit sehr kurz und man kann den Wadenwickel in Serie gebrauchen.
Die Anwendungen mittlerer Reizstärke eignen sich besonders für Kinder ab dem 7. Lebensjahr bis zum Erwachsenenalter hin und für Kinder, die nach einer Phase der Gewöhnung den Übergang

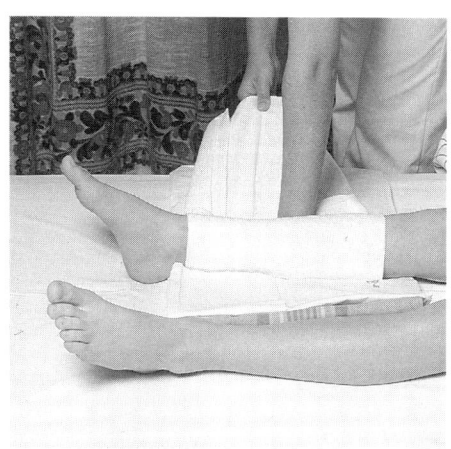

So macht man einen Wadenwickel.

von milden zu stärkeren Reizen bewältigen können. Wickel sind aber auch für ältere Säuglinge und Kleinkinder gut geeignet.

STARKE REIZE (REIZSTUFFE III)

Kalte Güsse 14–18° C
als Ober- und Untergüsse, seltener als Vollgüsse bei Kindern verabreicht. Kalte Knie- oder Schenkelgüsse werden auch von jüngeren Kindern gut toleriert.

Ansteigende oder absteigende Vollbäder
(ansteigend bis 39° C – absteigend bis 30° C) stellen weniger häufig gebrauchte Maßnahmen dar. Ansteigende Bäder können zur Fiebersenkung beitragen.

Blitzgüsse
Die sehr stark reizenden heißen oder kalten Blitzgüsse, denen neben dem Temperaturreiz ein Druckreiz zukommt, finden nur bei Jugendlichen und Kindern, die an hydrotherapeutische Maßnahmen gewöhnt sind – und selbst bei diesen nur selten –, sinnvolle Anwendung.

AUFLAGEN

Auflagen in Form von Heusäcken, Bockshornklee (heiß), Quark oder Lehm (kalt) haben ihre spezielle Indikation. Sie können schmerzlindernd und entzündungshemmend sowie entspannend wirken. Über die Headschen Zonen können innere Organsysteme direkt beeinflußt werden. In einem gewissen Ausmaß ist dies auch durch gezielte Blitzgüsse auf bestimmte Körperareale möglich.

GRUNDREGELN FÜR HYDROTHERAPEUTISCHE ANWENDUNG BEI KINDERN

1. Je jünger und zarter das Kind ist, umso vorsichtiger sind die Reize zu dosieren.
2. Der Weg führt stets ansteigend über die Anwendung leichter Reize zu denen von mittlerer und starker Qualität. Regelmäßige Reizsetzung leichter und mittlerer Stärke ist vorteilhafter als die Verabreichung eines einzelnen starken Reizes. Gerade die periodische Wiederholung von Anwendungen führt zu einer optimalen Harmonisierung vegetativer Leistungen.
3. Starke Wärmeverluste des kindlichen Organismus müssen vermieden werden. Wärme ist ein kostbares Stoffwechselprodukt. Nie darf man Kaltreize auf frierende Kinder und kühle Haut setzen. Nach Wärmeentzug muß Wiedererwärmung möglichst aktiv, andernfalls passiv erfolgen. Kein Kind darf nach einer Anwendung in frierendem Zustand belassen werden.
4. Die Gestaltung der Hydrotherapie soll so erfolgen, daß sie

dem Kind Freude bereitet und es nicht ängstigt.

Bäder können je nach der gewählten Temperatur Warm- oder Kaltreize auslösen und wirken zusätzlich über den sogenannten hydrostatischen Druck (Wasserdruck) auf den Organismus und insbesondere auf das Gefäßsystem ein. Zusätzlich können sie durch Zugabe von Pflanzenölen und Mineralien gezielte Wirkungen lokal oder inhalativ entfalten. Die Mehrzahl der Kinder fühlt sich im Bade sehr wohl, was sich in ihrem lebhaften Bewegungsdrang äußert.

BADEZUSÄTZE

Badezusätzen werden folgende Wirkungen zugeschrieben:

Heublumen: Sie wirken leicht hautreizend und durchblutungsför-

dernd bei Entzündungen, Blutergüssen und sollen spasmolytisch (krampflösend) auf innere Organe Einfluß nehmen.

Haferstroh: Ähnliche Wirkung wie bei Heublumen in etwas abgeschwächter Form.

Zinnkraut: Heilungsfördernd bei schlecht heilenden Wunden, darüberhinaus Wirkung auf ableitende Harnorgane.

Fichtennadel: Allgemein entspannend, Wirkung bei Katarrhen der oberen Luftwege.

Kamille: Gegen Entzündungen und heilungsfördernd.

Baldrian: Beruhigend und entspannend.

Melisse: Beruhigend, schlaffördernd, entspannend.

Lavendel: in erster Linie durchblutungsfördernd.

Rosmarin: Kreislauf- und Stoffwechsel anregend.

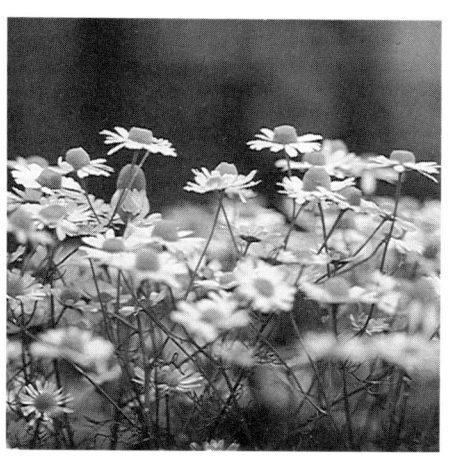 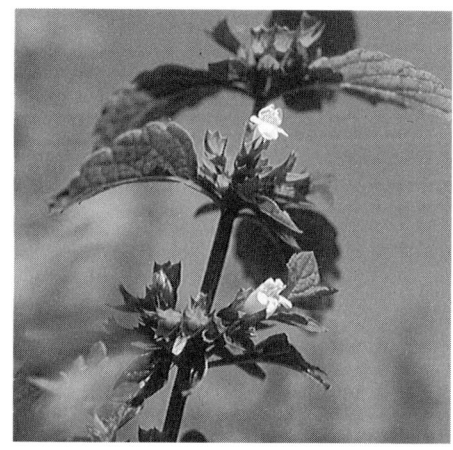

Kamille (links) wirkt entzündungshemmend, Melisse (rechts) wirkt beruhigend und schlaffördernd.

Kalmus: in ähnlicher Weise anregend wie Rosmarin.

Thymian: Sekretolytisch (schleimlösend), heilend bei Entzündungsprozessen der Atemwege.

Eichenrinde: Leicht gerbend auf Haut und Schleimhäute wirkend.

Ölbäder, meist auf Sojabasis hergestellt, dienen zur Rückfettung der Haut, was besonders wichtig ist bei Kindern, die länger hydrotherapeutischen Anwendungen ausgesetzt sind.

Teerzusätze wirken heilend und juckreizstillend bei Ekzemen und neurodermitischen Veränderungen.

Schwefel ist wirksam bei Hautinfekten bakterieller, mykotischer und parasitärer Ursache.

BARFUSSLAUFEN IM MORGENTAU

Einige Besonderheiten im Angebot der Kneippschen Hydrotherapie stellen das Barfußlaufen im Morgentau der Wiesen und kurze Läufe im Schnee dar. Diese Anwendungen sind an äußere Bedingungen geknüpft und an Jahreszeiten gebunden. Unzweifelhaft ist das Taulaufen, wenn sich Gelegenheit dazu bietet, eine vergnügliche und gesunde Anwendung. Es kräftigt zudem die Bein- und Fußmuskulatur, wie das ja überhaupt für das Barfußlaufen auf rauhem, unebenem Untergrund gilt.

MASSAGETHERAPIE

Die Massagetherapie, die teils als Bindegewebs-, öfter aber als Gelenk- und Muskelmassage betrieben wird, gehört zwar nicht zum ursprünglichen Therapiekonzept von Sebastian Kneipp, sie stellt aber auch im Kindesalter eine vorzügliche Ergänzung derselben dar. Massage ist imstande, entspannend und durchblutungsfördernd auf verspannte und funktionell gestörte Muskelpartien einzuwirken, welche man nicht selten bei bewegungsarmen und monostatisch durch Sitzhaltung belasteten Kindern speziell im Rückenbereich finden kann. Auch bei Fehlstellungen im Bereich des Fußgelenks läßt sie sich im Sinne einer Kräftigung der Fuß- und Beinmuskulatur erfolgreich anwenden und in eine gym-

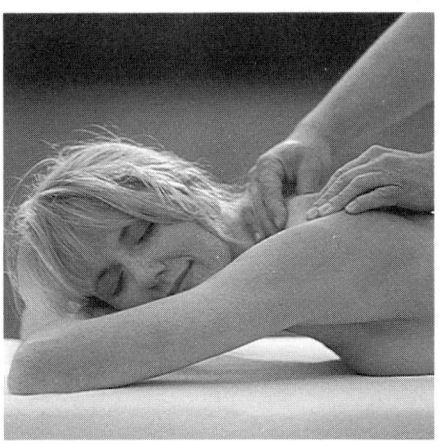

Massage entspannt Körper, Geist und Seele.

37

nastische Aktivierungsbehandlung einbauen.

KLIMATHERAPIE

Daß Klimabedingungen das Befinden von Kindern günstig oder ungünstig beeinflussen können, ist eine uralte Erfahrung. Feuchtigkeitssättigung der Luft, Höhenlage, Luftbewegung, Sonneneinstrahlung und das Fehlen von Allergenen und Schmutzpartikeln sind entscheidende Faktoren.

„Luftveränderung" als Kurmaßnahme wird häufig empfohlen und angepriesen. Wir unterscheiden dabei Reiz- und Schonklima. Auch psychische Stimulation und Aktivierung des Nebennierenhormonsystems werden Klimareizen zugeschrieben. Klimabedingte Hautreize wirken in ähnlicher Weise wie hydrotherapeutische Anwendungen. Sie beeinflussen das vegetative System und können die Thermoregulation verbessern. So kann ein zusätzlicher Abhärtungseffekt zustandekommen. Allergenarme Klimata sind besonders für Kinder mit atopiebedingten Leiden wie Heuschnupfen, Asthma bronchiale und Neurodermitis von Nutzen. Klimafaktoren werden dann wirksam, wenn Kinder klimatischen Bedingungen ausgesetzt werden, die sich deutlich von den heimischen Verhältnissen unterscheiden. Sie entfalten ihre positive Wirkung allerdings erst nach einiger Zeit, weshalb zumindest ein vierwöchiger Zeitraum für eine Klimakur vorgesehen werden sollte. Wird die Zeitdauer aber auf 3–4 Monate ausgedehnt, erschöpft sich der Reizeffekt des Klimas, das Kind hat sich den neuen Verhältnissen angepaßt.

Bei der Auswahl der Klimabedingungen ist zu bedenken, daß Säuglinge und Kleinkinder behutsam an Reize wie Luft- und Sonnenbäder herangeführt werden müssen, eine Reizüberflutung des Organismus soll vermieden werden. Dies gilt speziell für Klimata der See und des Hochgebirges. Insgesamt lassen sich Klimakuren sehr günstig mit einer Kneipp-Therapie verbinden.

SAUNA FÜR KINDER

Die Frage, ob ein Saunabesuch für Kinder sinnvoll und möglich ist, wird sehr häufig gestellt. Der Saunagang gehört sicher nicht in das ursprüngliche Konzept der Kneipp-Therapie, Kneipp kannte das finnische Heißbad gar nicht. In der Sauna werden sehr starke Warmreize vermittelt, und das nachfolgende kalte Tauchbad muß ebenfalls zur Kategorie der Reizstärke III zugeordnet werden. Säuglinge und Kleinkinder geben aufgrund ihrer relativ zur Körpermasse großen Hautoberfläche nicht nur schnell und viel Wärme ab, sondern nehmen diese auch auf. Es kann somit bei intensiver Wärmezufuhr zu einer unerwünschten Steigerung der Körpertemperatur bis in hohe Fieberbereiche mit erheblicher Atem- und Pulsfrequenzsteigerung kommen. Unerwünschte Nebenwirkungen können also bei Säuglingen und jungen Kleinkindern auftreten, so daß es angeraten erscheint, in dieser Altersstufe auf den Saunabesuch zu verzichten. Mit zunehmendem Alter und insbesondere nach Gewöhnung an thermische Reize, ist in höheren Altersgruppen, wie bei Schulkindern, kein Einwand gegen den Saunagang zu erheben. Doch sollte auch hier die stufenweise Steigerung der Reize beachtet werden. Das bedeutet zunächst einen verkürzten Saunaaufenthalt mit temperiertem Abguß.

BEWEGUNGSTHERAPIE

Sebastian Kneipp hat in seinen zahlreichen Schriften kein eigenes, der Bewegungstherapie gewidmetes Kapitel verfaßt. Wohl weist er auf den gesundheitlichen Nutzen einer vernünftig dosierten körperlichen Arbeit hin und zeigt weiter die Möglichkeiten der Kraftsteigerung durch Turnübungen auf, während er dem Spaziergang mit geringer physischer Belastung mehr psychische Nutzeffekte einräumt. Diese Bewertung läßt sich unschwer in modernen sportmedizinischen Erkenntnissen wiederfinden.

DIE FOLGEN EINES BEWEGUNGSARMEN LEBENSSTILS

Es gibt keinen Zweifel, daß wir es heute mit einer eher bewegungsarmen Lebensform großer Bevölkerungsteile zu tun haben. Die modernen Transportgeräte ersparen das Laufen. Viele Stunden des Tages werden in der monostatischen Belastungshaltung des Sitzens verbracht. Dies gilt für Kinder ebenso wie für Erwachsene. Nicht umsonst weisen 20% unserer Kinder ernsthaftes Übergewicht auf, was dann übrigens auch für einen oder beide Elternteile gilt. Fast ein Drittel der Heranwachsenden zeigt Haltungsschäden oder gar pathologische Veränderungen des Bewegungsapparates von Muskulatur und Skelett. Dies geht häufig mit einer zunächst nicht bemerkten Einschränkung der kardio-pulmonalen (Herz-Lungen-)Leistungsbreite einher. Auch das Bewegungsmuster dieser bewegungsarmen Kinder ist auffällig ungeschmeidig und unbeholfen, als Folge ungenügender Koordinationsleistung sensomotorisch-neuromuskulärer Funktionen.

Man muß solch negative Entwicklungen sicherlich einem heute weitverbreiteten Lebensstil anlasten, in welchem körperliche Anstrengung und Bewegung eine sehr untergeordnete Rolle spielen. Im Gegensatz zu diesem Faktum ist das Angebot an sportlichen Möglichkeiten in Vereinen und Verbänden mit guter Ausstattung der Sportstätten, mit Jugend- und Kindersportabteilungen und auch einem geschulten Trainerpersonal so reichhaltig wie noch nie. Bedauerlicherweise macht nur ein relativ geringer

Teil der Familien davon hinreichend Gebrauch. Im Bestreben, eine vernünftige, dem Kindes- und Jugendalter angepaßte Bewegungstherapie zu installieren, an der sowohl Schule, aber mehr noch die Familie teilhaben sollten, ist es notwendig, auf die Entwicklung der Motorik in den verschiedenen Altersstufen der Kindheit einen Blick zu werfen.

BEWEGUNGSMUSTER IN VERSCHIEDENEN ALTERSSTUFEN

Bewegungsmuster im ersten Lebensjahr

Das Neugeborene weist unreife Bewegungen auf, die vom Stammhirn, nicht von der Hirnrinde gesteuert werden. Sie sind zunächst nur auf die Erhaltung der Lebensfunktionen ausgerichtet. Die Reizschwelle von Gehör und Gesicht ist sehr hoch. In erster Linie spielen die Nahsinne wie taktile Reize eine Rolle und lösen Bewegungen aus. Im Laufe des ersten Lebensjahres erwirbt das Kind statische Funktionen bis hin zum Robben, Kriechen und Gehen und zur Rumpf- und Kopfkontrolle. Willkürliche Bewegungen werden mehr und mehr bewußt gesteigert. Bewegungsabläufe und zusammenhängende Bewegungsketten werden im Bewegungsgedächtnis gespeichert und wandeln sich so zu Automatismen; ein gewisses Bewegungsmuster, oft schon mit kleinen individuellen Eigenheiten, entsteht. Dem Kinde machen diese Bewegungen Freude. Man bezeichnet dieses Üben von Bewegungsabläufen als erste Spielform des Kindes, als sogenanntes „Funktionsspiel".

Die Entwicklung der Bewegungen bis zum 4. Lebensjahr

Es liegt auf der Hand, daß Kinder im ersten Lebensjahr für Sport noch ungeeignet sind und die Förderung motorischer Entwicklung durch Lagerung, Spiel und Handlung seitens der Eltern oder der Pflegeperson erfolgen muß. Daß aber motorische Entwicklungsförderung auch in diesem Lebensalter schon möglich ist, zeigen die Ergebnisse krankengymnastischer Frühförderungseinrichtungen bei motorisch gestörten und erkrankten Kindern. Bis zum 4. Lebensjahr lernt das Kind seine Fortbewegung einigermaßen perfekt zu gestalten, seine Hände werden frei zum Gebrauch. Es lernt aus seiner Umgebung und ahmt Bewegungsabläufe nach. Am Ende des dritten Lebensjahres ist die Beherrschung der Großmuskulatur ziemlich abgeschlossen. Kapazitäten für komplizierte Bewegungsabläufe werden dann frei. Das Kind lernt Klettern, Dreiradfahren usw. und ist im 4. Lebensjahr von erstaunlicher Wendigkeit und Schnelligkeit.

Die Zeit der Rollen- und Geschicklichkeitsspiele

Handelte es sich bisher mehr um den spielerischen Erwerb von Funktionen, beginnt nun die Zeit der Rollenspiele, in welchen das Kind Tätigkeiten der Erwachsenen imitiert und damit auch spielerisch komplexe Bewegungen dieser übernimmt, deren Einübung freilich oft noch unbeholfen aussieht. Es ist sicher, daß die Altersstufe des Kleinkindes bis zum ersten Gestaltwandel, also zum Schulkind hin, im Spiel motorisch gefördert werden kann, wobei dies durch Eltern, Geschwister und Gleichaltrige im Kindergarten erfolgt. Vom Schulkindalter bis hin zum 10. Lebensjahr perfektioniert sich dann die Feinmotorik, und zwischen dem 8. und dem 10. Jahr werden komplexe Bewegungsabläufe am leichtesten aufgenommen und im Bewegungsgedächtnis gespeichert. Man nennt diesen Zeitabschnitt mit Recht Geschicklichkeitsalter. Es ist der beste Lebensabschnitt zum Erlernen von Sportarten, die komplizierte Bewegungsketten erfordern.

Die Entwicklung körperlicher Kraft

Das Kind in diesem Alter will etwas Brauchbares erreichen und schaffen. Dies gilt für Schule und Sport, wobei immer noch ein spielerisches Moment eingebracht wird. Hier kann aber auch schon Normalsport eingesetzt

werden. Die zunehmende Persönlichkeitsreifung läßt dann etwa ab dem 11. Lebensjahr auch Mannschaftsspiele zu. Im Pubertätsalter kommt dann noch der Erwerb von körperlicher Kraft hinzu.

BEWEGUNGSFÖRDERUNG FÜR KINDER

Insgesamt läßt sich aber doch die Forderung aufstellen, daß die Bewegungstherapie, wenn man hier den Begriff der Therapie mit Förderung gleichsetzt, in erster Linie im Spiel erfolgen kann und soll. Im Spiel werden folgende Durchgangsphasen abgegrenzt:

Säugling und Kleinkind (1.–2. Lebensjahr): Funktionsspiele.
Kleinkind (3.–6. Lebensjahr): sogenannte Rollenspiele.
Volksschulkind (7.–10. Lebensjahr): Konstruktions- und Geschicklichkeitsspiele.
Schulkind (11.–15. Lebensjahr): Mannschaftsspiele.

Ziele des Förderungsprogramms

1. Normaler Ablauf psychischer Persönlichkeitsreifung und Freude an Bewegung.
2. Normale Entwicklung neurosensomotorischer Funktionen, also von Koordination und von Bewegungsharmonisierung.
3. Leistungssteigerung des Herz-

Lungen-Systems, des Stoffwechsels und Bewegungsapparates.

EIGNUNG FÜR SPORTLICHE TÄTIGKEITEN

Die körperliche Leistungsfähigkeit eines Kindes muß stets individuell beurteilt werden. Sie ist abhängig von Vererbung, Reifung, Förderung durch Training oder Übung und kann durch schädigende Umstände wie Krankheit oder Mangelernährung eingeschränkt werden. Beurteilt man die Eignung der Kinder verschiedener Altersstufen für sportliche Tätigkeit, so läßt sich folgende Bewertung aufstellen: Kleinkinder ab dem 4. Lebensjahr sind imstande, spielerischen Normalsport, aber keinen Leistungs-, Mannschafts- oder Spitzensport auszuüben. Im Alter zwischen dem 7. bis 10. Lebensjahr können die Kinder bereits mehr zielgerichteten Normalsport, nur in Ausnahmefällen Leistungssport, aber noch keinen Spitzen- und Mannschaftssport betreiben. Das spielerische Moment der Bewegungsförderung tritt aber langsam immer mehr in den Hintergrund. Zwischen dem 11. und dem 15. Lebensjahr können dann sowohl Normal- und Leistungssport wie auch Mannschaftsspiel betrieben werden. Spitzensport sollte in nur dieser Altersklasse in bestimmten Ausnahmen toleriert werden. Das Ziel des Kindersports ist in erster Linie, die Koordinationsleistung und damit die Bewegungsharmonie zu fördern, aus welcher sowohl die Bewegungsökonomie wie auch die Lust an der Bewegung erwächst. Des weiteren gilt es, die Ausdauer zu steigern. Koordination und Bewegungsharmonisierung geschehen durch Übung, das bedeutet Wiederholung von Bewegungsabläufen komplexer Art, die sich im Bewegungsgedächtnis speichern und unbewußt ständig zur Verfügung stehen oder bewußt abrufbar sind.

AUSDAUER DURCH TRAINING

Ausdauer wird im Gegensatz dazu durch Training erworben. Im Training wird durch langsam ansteigende körperliche Tätigkeit bis in die Bereiche knapp unterhalb der maximalen Belastbarkeit des Organismus die Funktion des kardio-pulmonalen Systems, also die Herz-Lungen-Leistung, verbessert. Die Aufnahme und die Verteilung des Sauerstoffs als Voraussetzung der Muskelleistung wird optimiert. Dieses sogenannte aerobe System funktioniert bei gesunden Kindern schon ab dem Kleinkindalter vorzüglich und ist vor allem erfreulich gut trainierbar. In seiner Leistungsbreite ist es dem normalem Körpergewicht angepaßt, und man kann sagen, die Leistungsfähigkeit wächst mit. Übergewicht bei Fettsucht (Adipositas) allerdings bedeutet eine zusätzliche Belastung.

WIE FUNKTIONIERT RICHTIGES TRAINING?

Aus diesen Erkenntnissen geht hervor, daß im Kindesalter als Bewegungstherapie gedachtes Training in seiner Gestaltung besondere Anforderungen stellt. Generell sollten Trainingseinheiten nach folgendem Muster ausgerichtet sein: Nach einer ziemlich lockeren Anwärmphase kann zu Dauerbelastungen eventuell auch in Form eines sogenannten extensiven Intervalltrainings übergegangen werden, dem dann wieder eine ausreichende Abklingphase angegliedert wird. Die aerobe Ausdauerleistung wird trainiert, wenn mehr als ein Siebtel der gesamten Muskelmasse des Kinderkörpers aktiviert wird. Wir konnten in Übereinstimmung mit Hollmann sehen, daß es zu einer Zunahme des Dauerleistungsvermögens, d. h. zu einer gesteigerten Sauerstoffaufnahmefähigkeit kommt, wenn eine tägliche Trainingsbelastung von mindestens 10 Minuten Dauer erfolgt.
Die Herzfrequenzzahl soll dabei 180 minus Lebensalter betragen.

Dieses erreicht man durch ein dreimaliges Training pro Woche von 30 Minuten Dauer. Erfolgt die Trainingseinheit nur zweimal wöchentlich, sollte sie 60 Minuten betragen. Das Optimum wird bei einem täglichen Lauftraining von 30 Minuten erreicht. Selbstverständlich kann ein solches Lauftraining durch andere ausgewählte Sportarten wie Rudern, Radfahren, Rollschuhsport, Skilauf, Bergsteigen, Tennis, Fußball und insbesondere auch durch Schwimmen ersetzt werden. Besonders letzterem kommt, sowohl was Koordinierungseffekt wie Ausdauertraining anbelangt, eine besondere Bedeutung zu, da hier auch Kinder und Jugendliche mit irritablem Bronchialsystem wie z. B. Asthma bronchiale an sportlicher Bewegungstherapie ohne Gefahr einer Anfallprovokation teilnehmen können. Umstritten ist der Nutzeffekt des sogenannten Babyschwimmens, bei welchem es sich ja nicht um eigentliches Schwimmen, welches in diesem Alter unmögliche Koordination der Muskelbewegungen voraussetzt, sondern um unkoordinierte Bewegungsabläufe in und unter Wasser handelt.
Da bei Kindern der anaerobe, enzymgesteuerte Stoffwechsel in der Muskulatur, d. h. der Abbau von Glukose zu Milchsäure in Abwesenheit von Sauerstoff, im Verhältnis zur Stoffwechselleistung des Erwachsenen noch schlecht ausgebildet ist, eignen

sich kurzzeitige Sprint- und Kraftleistungen, die mit einer hohen akuten Sauerstoffschuld einhergehen, nicht für Kinder. Dieser altersbedingte Umstand muß bei der Gestaltung der Bewegungstherapie von Kindern unbedingt Beachtung finden. Bedauerlicherweise sind der Trainierbarkeit des anaeroben Stoffwechsels im Kindesalter enge Grenzen gesetzt.

SPORT IN SCHULE UND FREIZEIT

Es liegt auf der Hand, daß der Schulsport, wie er in gegenwärtiger Form durchgeführt wird, weder den Trainings- noch den Übungsanforderungen der Heranwachsenden völlig gerecht werden kann. Seine Ausgleichsmöglichkeit zur immobilen Lebensweise unserer technisierten Gesellschaft ist zu gering. Auf Freizeitsport kann deshalb nicht verzichtet werden, dessen Durchführung fällt allerdings in die Verantwortung der Familie. Die Unterschiede beider Systeme finden sich in der von E. G. Huber zusammengestellten Tabelle (siehe unten).

Als zusätzliche Empfehlung muß Eltern der Rat gegeben werden, ihre Kinder, bevor sie unvorbereitet gesundheitsfördernden Bewegungstherapien zugeführt werden, von einem im Kindersport erfahrenen Arzt überprüfen zu lassen und sich Ratschläge hinsichtlich Belastungsfähigkeit und Auswahl der Sportart einzuholen. Auch die viel zu häufig ausgesprochene Freistellung vom Schulturnen sollte möglichst durch erfahrene Ärzte erfolgen.

Auf die zahlreichen Probleme, die durch die derzeitige Immobilität unserer Kinder und Jugendlichen entstehen, wurde etwas ausführlicher eingegangen, weil die tragende Säule Bewegungsförderung, im Kneippschen Heilsystem verankert, hier Ansatzpunkte zur Abhilfe bietet. Es muß gelingen, in diesem für Prägungen empfindlichen Lebensabschnitt Freude an körperlicher Leistungsfähigkeit und geschick-

Turnunterricht	Freizeitsport
In der Schule	In der Freizeit
Gestaltung durch Turnlehrer	Gestaltung durch Kind, Eltern, Sportlehrer, Trainer
Begrenzt auf ein oder zwei Schulstunden, d. h. auf 45 oder 90 Minuten	Keine zeitliche Begrenzung
Verschiedene Sportarten	Eine bestimmte Sportart
Individuelle Förderung schwieriger	Individuelle Förderung leichter möglich

ter Beweglichkeit zu vermitteln. Erkenntnisse der Kindersportmedizin und -physiologie müssen planvoll und gezielt in bewegungsfördernde Maßnahmen eingebracht werden. Diese Bemühungen sollten schon im frühen Kindesalter beginnen und müssen den einzelnen Altersstufen angepaßt fortgeführt und weiterentwickelt werden. Sie sollten letztlich dazu führen, daß sogenannte gesunde Life-Time-Sportarten in das Erwachsenenalter mitgenommen werden. Die Bewegungstherapie ist heute ein wesentlicher und unverzichtbarer Anteil in den prophylaktischen Bestrebungen, Zivilisationsschäden zu vermeiden, eine Erkenntnis, die schon Sebastian Kneipp gewonnen hat. An uns und an den Familien liegt es, das breite Angebot, welches derzeit von zahlreichen Sportvereinen, Verbänden und Arbeitsgemeinschaften zur sportlichen Betreuung von Kindern vorliegt, anzunehmen. Nur auf diese Weise kann es uns gelingen, die großartige Idee Sebastian Kneipps auf breiter Basis in das moderne Leben umzusetzen.

ERNÄHRUNG

Die Ernährung des Kindes soll eine normale Wachstumsrate und Entwicklung gewährleisten. Dabei muß eine Überlastung des Stoffwechsels tunlichst vermieden werden. Der Nahrungsbedarf, bezogen auf das Körpergewicht, ist wegen des Wachstums und des höheren Grundumsatzes größer als beim Erwachsenen. Mit fortschreitendem Alter nimmt dieser Mehrbedarf ab. Der Energiebedarf setzt sich aus dem Bedarf für den Grundumsatz, für die körperliche Aktivität und für das Wachstum zusammen. In den verschiedenen Altersstufen ist dieser Energiebedarf unterschiedlich. Am höchsten ist er im Säuglingsalter.

Zugleich unterscheidet sich die Leistung des Verdauungstraktes in den verschiedenen Altersstufen sehr deutlich. Seine Funktionen unterliegen einer Reifung. Aus all diesen Gründen unterscheidet sich die Ernährung des Kindes von der des Erwachsenen in erheblichem Ausmaße. Des weiteren muß berücksichtigt werden, daß eine große individuelle Variationsbreite des Nahrungsbedarfes vorliegt. Es empfiehlt sich deshalb, die Ernährung des Kindes nach Altersstufen getrennt zu betrachten.

DIE ERNÄHRUNG VON SÄUGLINGEN

Der Energiebedarf des Säuglings sinkt im Alter von 0–12 Monaten von anfänglich 120 kcal (500 kJ) pro kg Körpergewicht und Tag bis zum Ende des 12. Lebensmonates auf 105 kcal (440 kJ) ab. Selbstverständlich sind diese Zahlen nur als durchschnittliche Richtwerte zu betrachten. Der Wasserbedarf schwankt abnehmend zwischen 130–180 ml pro kg Körpergewicht und Tag im ersten Halbjahr und 120–145 ml im 2. Halbjahr.

Der *Eiweißbedarf* steht in engem Zusammenhang mit der Wachstumsgeschwindigkeit. Ausreichende Fett- und Kohlehydratzufuhr garantiert, daß die Nahrungsproteine vorzüglich für Wachstum Verwendung finden. Auch die Qualität des Eiweißes, seine biologische Wertigkeit, ist von Bedeutung. Sie ist abhängig vom Gehalt an essentiellen Aminosäuren. Säuglinge benötigen zwischen 2,3 g und 2,0 g Eiweiß pro kg Körpergewicht und Tag, sollen sie normal gedeihen und wachsen. Proteinmangel verhindert das Wachstum und führt zu Störungen der Gehirnentwicklung, er beeinträchtigt auch das Immunsystem. Ein Überangebot belastet die Niere.

Fett liefert in konzentrierter Form Energie, es ist für die Aufnahme der fettlöslichen Vitamine notwendig, steigert die Infektresistenz und wird für Aufbau und Funktion des Gehirns benötigt. Die Fettzufuhr soll etwa 45% der Energiezufuhr ausmachen. Essentielle Fettsäuren, speziell Linolsäure, werden in einer Menge von 2–3 g pro Tag benötigt.

Wichtigstes Kohlehydrat im Säuglingsalter ist die Lactose, der Milchzucker. Gelangt er bis in den Dickdarm, entsteht dort die gesundheitsfördernde Bifidus-Darmflora. Milchzucker wird im Verdauungstrakt durch Lactase gespalten. Saccharose und Stärke können ebenfalls verdaut werden. Die Verwendung von Saccharose sollte aus Gewöhnungsgründen jedoch nicht bevorzugt werden; der Bedarf an Kohlehydraten liegt im Säuglingsalter bei ca. 12 g pro kg Körpergewicht und Tag.

Mineralstoffe wie Natrium, Kalzium, Kalium und Magnesium sind ebenfalls notwendig (Kochsalzzufuhr 0,3–1 g/Tag). Wichtigster Kalziumlieferant ist die Milch, wobei die Aufnahmerate des Kalziums bei Muttermilchfütterung höher ist als bei den künstlichen Säuglingsnahrungen. Des weiteren kennen wir ca. 15 essentielle Spurenelemente.

Eisen ist unentbehrlich für den Sauerstofftransport. Die Zufuhr von Eisen ist ab dem 4.–6. Lebensmonat wichtig. Die empfohlene Menge liegt zwischen 8–12 mg Nahrungseisen pro Tag.

Jod, Zink und Kupfer müssen in ausreichender Menge angeboten werden. In Jodmangelgebieten sollte der stillenden Mutter Jod zugeführt werden. Liegt der Fluorgehalt des Trinkwassers unter 0,5 ppm, was ja häufig der Fall ist, sollte Fluor zur Kariesprophylaxe verabreicht werden. Bei normaler gemischter Kost der stillenden Mutter sind in deren Milch Vitamin A, B und C einschließlich Folsäure ausreichend vorhanden. Es sollte jedoch auf eine ausreichende Vitaminzufuhr in der mütterlichen Ernährung geachtet werden. Vitamin D ist weder in Frauen- noch in Kuhmilch in genügenden Mengen enthalten, deshalb muß eine tägliche Vitamin-D3-Gabe zwischen 400 und 500 IE (Internationale Einheiten) verabreicht werden.

DAS STILLEN

In der Erkenntnis, daß die von der Mutterbrust getrunkene Milch für das Neugeborene und den jungen Säugling die optimale Nahrung darstellt, haben die Stillfrequenz und die Stilldauer wieder erfreulich zugenommen. Welches sind nun die Vorteile der Muttermilch? Sie ist den Wachstumsbedürfnissen und den heranreifenden Funktionen der Verdauung und des Stoffwechsels des Säuglings optimal angepaßt. Sie verleiht einen teilweisen Schutz vor Infektionen und Allergien, obwohl auch in ihr Allergene gefunden werden. Sie ist keimfrei und richtig temperiert. Stillen fördert die normale Ausformung des Unterkiefers und bewahrt so vor Zahnfehlstellungen. Stillen fördert die Mutter-Kind-Beziehung. Stillen erspart die Mühe der Nahrungszubereitung und fördert die Involution (Rückbildung nach der Geburt) der Gebärmutter. Muttermilch macht im Laufe der Monate Reifungsvorgänge durch. Besonders wertvoll ist die sogenannte Vormilch, das Kolostrum. Es enthält nämlich hochwertige Immunstoffe, und zuvor sekretorisches Immunglobulin A, welches insbesonders die Schleimhautoberfläche des Säuglingsdarmes abschirmt. Die Qualität der Muttermilch ist nicht unabhängig von der Ernährungsweise der Stillenden, weshalb auf deren gesunde Ernährung zu achten ist.

Die stillende Mutter sollte eine abwechslungsreiche Mischkost zu sich nehmen und diese zusätzlich mit täglich einem halben Liter Vollmilch, dunklem Brot, 2 Eßlöffel Haferflocken, 100 g Gemüse und Salat und Kartoffeln ergänzen.
Alle zwei Wochen sollte Leber

und Seefisch genossen werden. Eine erhöhte Kalorienzufuhr (ca. 600 kcal pro Tag) bewahrt zudem die Stillende vor dem Einschmelzen von Depotfett, in welchem Schadstoffe wie Pestizide und deren Metaboliten gespeichert sind. Werden diese freigesetzt, gehen sie in die Muttermilch über. Desgleichen sollte auf Alkohol und Nikotin verzichtet werden. Medikamente darf die stillende Mutter nur in Auswahl nach Rücksprache mit dem Arzt einnehmen. Außerdem benötigen vollgestillte Kinder eine Vitamin-K-Substitution, entweder als Injektion nach der Geburt oder oral in Tropfenform, um normale Blutgerinnungsverhältnisse zu bewahren, da auf Grund ihrer enteralen Bakterienflora die Bildung dieses Vitamins nur langsam verläuft.

Die Vorteile der Frauenmilch
Trotz erhöhter Schadstoffbelastung der Muttermilch gegenüber künstlicher Säuglingsmilch überwiegen bei einer Stilldauer von sechs Monaten die Vorteile der Frauenmilch eindeutig. Dies gilt umso mehr, als die Schadstoffbelastung rückläufigen Trend aufzuweisen scheint. Auch gestillte Kinder können Verdauungsprobleme meist in Abhängigkeit von der Ernährung der Stillenden aufweisen, worauf im Einzelfall zu achten ist. Die sogenannten Drei-Monats-Koliken finden sich bei künstlich ernährten und ge-

stillten Säuglingen in gleicher Weise. Sie dürften ihre Ursache zum Teil in seelischen Entwicklungsvorgängen haben, wenngleich wir ihre Ursachen noch nicht vollständig kennen.

Trinkmenge und Stillrhythmus

Die Menge Vormilch (Kolostrum) am ersten Tag nach der Geburt ist gering und beträgt meist 20 g. Die Trinkmenge in der ersten Woche läßt sich nach der Formel Lebenstage minus 1 x 70 bis 80 berechnen. In der 2. Lebenswoche steigt sie auf 130 bis 160 ml pro kg Körpergewicht an und beträgt später 150 bis 170 ml pro kg und Tag. Tagestrinkmengen von 900 bis 1000 ml sollten aber keinesfalls überschritten werden. Die Gewichtszunahme im 1. Quartal beträgt pro Tag etwa 25–30 g, später 20 g. Der Stuhl gestillter Kinder ist pastenartig und ocker bis gelblichgrün gefärbt und wird ein- bis zweimal am Tag entleert. Doch gibt es davon Abweichungen und schleimig weiche Stühle mit öfterer Entleerung bis hin zur Scheinverstopfung kommen vor. Entscheidend ist bei gestillten Kindern weniger das Stuhlverhalten als die regelmäßige Gewichtszunahme, also das Gedeihen.

Der Stillrhythmus ist ebenfalls sehr variabel, wir kennen sowohl die Form des „self demand feeding", wobei dann gefüttert wird, wenn das Kind danach verlangt, wie auch einen Stillrhythmus mit 5–6 Mahlzeiten pro Tag und mit vierstündigem Pausenabstand (anfangs eine Nachtmahlzeit). Die Kontrolle der getrunkenen Milchmenge erfolgt in Stillproben. Das Kind wird in gewickeltem Zustand einige Tage lang vor und nach jeder Mahlzeit gewogen und die Gewichtsdifferenzen werden addiert. Dieses Vorgehen erfaßt auch die von Tag zu Tag unterschiedlich getrunkenen Milchmengen. Insgesamt sollte nach Möglichkeit bis zum 4.–6. Monat gestillt werden. Nach dieser Zeit muß, um ausreichende Energiezufuhr zu sichern, Beikost gegeben werden.

Der natürlichen Säuglingsernährung wurde hier ausführlich Raum gegeben, da sie sich am besten in den Rahmen eines naturheilkundlichen Konzeptes einfügt.

KÜNSTLICHE SÄUGLINGSNAHRUNG

Muß, aus welchem Grund auch immer, auf das Stillen verzichtet werden, was wir stets bedauern, so ist es selbstverständlich auch möglich, Kindern mit künstlicher, auf Kuhmilch oder Sojabasis hergestellter Nahrung zum Gedeihen zu verhelfen. Die Nahrungsmittelindustrie stellt eine große Auswahl solcher Säuglingsmilchen in flüssiger, gebrauchsfertiger oder in Pulverform zur Verfügung. Die Einteilung erfolgt heute meist in drei Kategorien: adaptierte, teiladaptierte und Folgemilch. Daneben gibt es eine Auswahl spezieller Nahrungen, wie sie zur Ernährung frühgeborener oder allergiebelasteter Kinder gebraucht werden. Diese fallen unter Begriffe wie Heilnahrungen, semielementare oder hypoallergene Nahrung.

Die adaptierten oder teiladaptierten Nahrungen sind in gewissen Schwankungsbreiten im Fett-, Eiweiß- und Kohlehydrat- sowie Mineralgehalt der Frauenmilch angepaßt. Sie sind in ihrer Zusammensetzung konstant, keimarm und enthalten Vitaminzusätze. Sie werden als Anfangsnahrung bezeichnet, da sie von der Geburt bis in das 2. Lebenshalbjahr gefüttert werden können. Folgemilchen sollten nicht vor dem 6. Lebensmonat zur Anwendung gelangen. Semielementare oder hypoallergene Nahrungen weisen durch Hydrolyse veränderte Proteinmoleküle auf, welchen dadurch die Allergeneigenschaft zumindest teilweise entzogen ist. Sie sind zur Ernährung von Kindern aus Allergikerfamilien mit hohem Nabelschnurimmunglobulin E bestimmt. Es sei nur am Rande darauf verwiesen, daß auch Sojamilchen eine hohe Allergenpotenz aufweisen. Insgesamt darf heute den industriell hergestellten Säuglingsmilchen

ein hoher Qualitätsstandard bescheinigt werden, der es uns ermöglicht, Kinder auch dann problemlos zu ernähren, wenn die stets vorzuziehende Milch der Mutter nicht zur Verfügung steht. Ein Schema der Gesamtdarstellung der Säuglingsernährung findet sich in der auf der nächsten Seite angeführten Tabelle des Forschungsinstitutes für Kinderernährung in Dortmund.

SELBST HERGESTELLTE SÄUGLINGSMILCH

Selbstverständlich besteht auch die Möglichkeit, Säuglingsmilch selbst herzustellen. Am gebräuchlichsten ist die Rezeptur nach Droese und Stolley, welche eine Halbmilch mit 2,5% Stärke, 4% Kochzucker und 1,5% Keimöl empfehlen. Alternative Rezepte, wie sie z. B. von zur Linden, Krankenhaus Herdecke, Kühne, Rensenbrink, Berg, Mommsen, Bruker, Schnitzer oder Lima empfohlen werden, verwenden teils Vorzugsmilch, teils Rohmilch, darüber hinaus Körner oder Kartoffelwasser und als Getreide Reis, in der Mehrzahl aber Vollkorn. Als Süßmittel werden Zucker, Honig oder Gerstensirup, als Fett Keimöl, Mandelmus oder Sahne empfohlen. Eine vergleichende Aufstellung der Zutaten solcher alternativen Säug-

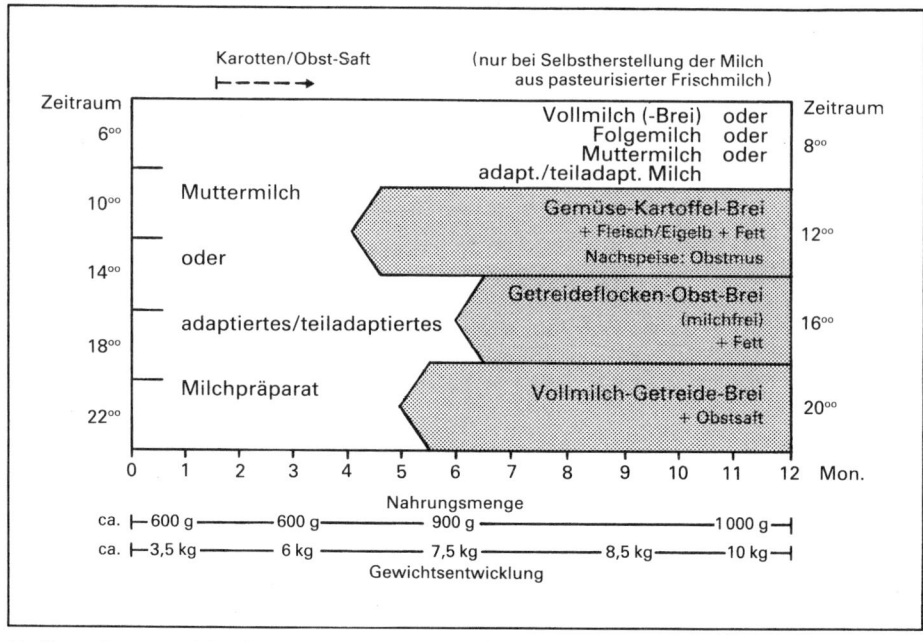

Ernährung im ersten Jahr. (Quelle: Forschungsinstitut für Kinderernährung, Dortmund)

lingsnahrung sei hier nebenstehend gegeben.

Ebenso wie bei der Muttermilch müssen aber auch hier kritische Momente gesehen werden. Wir wissen nämlich sehr wenig über die Verwertbarkeit von Vollkorngetreide in den ersten vier Lebensmonaten. Die hohe Persorptionsrate (Durchlaßquote) des jungen Säuglingsdarmes läßt die Gefahr der Zöliakie-Entstehung bei Zufuhr von Gluten (Makromolekülen) zumindest möglich erscheinen. Die Zöliakiefrequenz beträgt in unserer Bevölkerung immerhin 1 : 1000.
Rohmilchverfütterung setzt eine einwandfreie Stallhygiene voraus.

Die Herstellung solcher Säuglingsnahrung ist zeitaufwendig und die Kontaminationsmöglichkeiten (Schädigungsmöglichkeiten) sind relativ groß. So bleibt es letztlich jeder Familie überlassen, Vorteile und Nachteile derartiger alternativer Rezepte abzuwägen und sich für den einen oder anderen Weg der Säuglingsernährung zu entscheiden. Unter den derzeitigen Sozialbedingungen, welche bei vielen Müttern zu bedauerlichen Doppelbelastungen führen, sind zeitaufwendige Nahrungszubereitungen schwer zu vertreten. Wahrscheinlich ist es deshalb sinnvoller, die knapp bemessene Zeit in Pflege und Handlung mit direktem Kontakt zum Kinde zu

	Säuglings-alter	Milch	Verdünnungs-flüssigkeit	Milch : Wasser	Getreide	Süßungs-mittel	Fett
Zum Vergleich: *Droese-Stolley-* Rezept	1.–4. Mon.	past. Milch	Wasser	1 : 1	Stärke	Zucker	Keimöl
	ab 5. Monat	past. Milch	Wasser	1 : 1	Vollkorn	Zucker	Keimöl
alternative Rezepte: *zur Linden* (= Fa. Holle, 1987)	1.–3. Mon.	Vorzugs-milch	Wasser	1 : 1	Reisschleim	Zucker	Keimöl
	ab 4. Mon.	Vorzugs-milch	Wasser	1 : 1	Vollkorn	Zucker	Keimöl
Gem. Krankenhaus Herdecke	1.–3. Mon.	Rohmilch	Wasser	1 : 2	–	Milchzucker	Mandelmus
	4. Mon.	Rohmilch	Wasser	1 : 1	Vollkorn	Milchzucker	Mandelmus
	ab 5. Mon.	Rohmilch	Wasser	2 : 1	Vollkorn	Milchzucker	Mandelmus
Kühne (= *Renzenbrink*)	1.–4. Wo.	Rohmilch	Körnerwasser	1 : 1	–	⎡ Sucanat	–
	2.–3. Mon.	Rohmilch	Wasser	1 : 1	Vollkorn	⎢ Malzextr.	–
	ab 4. Mon.	Rohmilch	Wasser	2 : 1	Vollkorn	⎣ Sirup	–
Berg	(Anfangs-stufe)	Rohmilch	Kartoffelwasser	ca. 1 : 1	–	Milchzucker	Sahne
	(Endstufe)	Rohmilch	Kartoffelwasser	ca. 2 : 1	–	Milchzucker	Sahne
Mommsen	1.–3. Mon.	Rohmilch	Wasser	1 : 1	Vollkorn	Honig	–
	ab 3. Mon.	Rohmilch	Wasser	2 : 1	Vollkorn	Honig	
Bruker	ab 1. Wo.	Rohmilch	Wasser	ca. 1 : 1	Vollkorn	evtl. Honig	–
Schnitzer	ab 1. Wo.	Rohmilch	Wasser	ca. 1 : 1	Vollkorn	Honig	–
Lima	ab 1. Wo.	–	Wasser	–	Vollkorn	Gerstensirup	

verwenden, als sie mit komplizierter Nahrungsmittelzubereitung zu vergeuden. Somit werden diese alternativen Ernährungsrezepte nur in einzelnen Familien Eingang finden können, deren Lebensform insgesamt entsprechend alternativ ausgerichtet ist.

DIE ERNÄHRUNG IM ZWEITEN HALBJAHR

Im 2. Lebenshalbjahr ergibt sich die Notwendigkeit, Beikost zu verabreichen. Mit ihr führt man Nahrung von höherem Energiegehalt zu und versorgt den heranwachsenden Organismus mit Vitaminen, Mineralstoffen sowie Spurenelementen und Ballaststoffen zur Anregung der Darmtätigkeit. Zugleich gewöhnt man den Säugling allmählich an Kauvorgänge wie Löffelfütterung und führt ihn behutsam an Erwachsenenkost heran. Zwei Hauptgruppen von Beikost stellen Vollmahlzeiten dar. Zunächst sind es Breie aus Gemüse und Kartoffeln mit Fleisch, Eigelb und Fett, und später sind es Milch-, Getreide- und Vollkorn-Obstbreie.

Im nachstehenden Schaubild

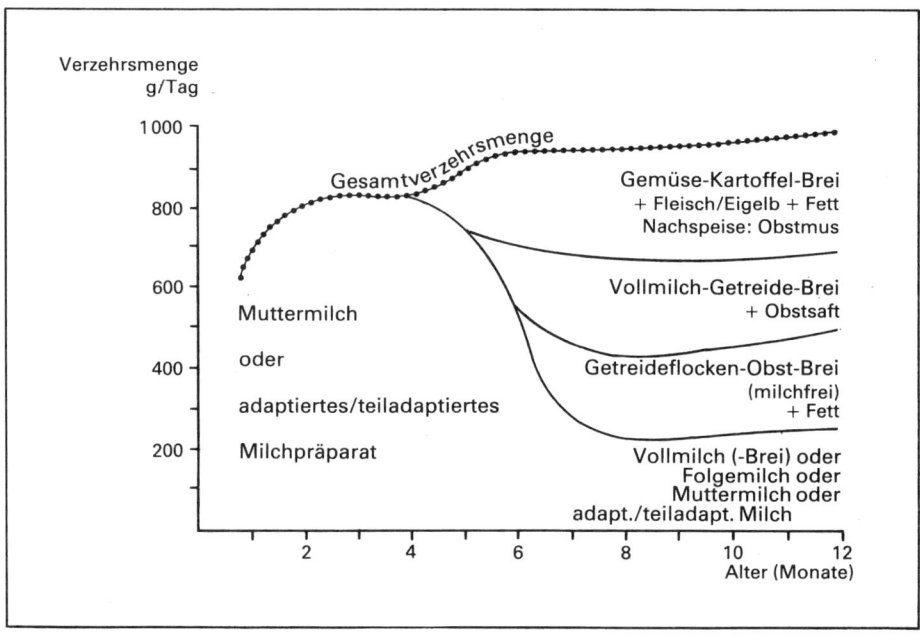

Quelle: E. Schöck u. M. Kersting, „Die Ernährung d. Säuglings und Kindes", Marseille Verl. München 1989

wird die Verteilung von Milch und Beikostformen im ersten Lebensjahr dargestellt.

DIE ERNÄHRUNG DES KLEIN- UND SCHULKINDES

Die Ernährung des Klein- und Schulkindes hat dem verlangsamenden Wachstum einerseits und verstärkten Bewegungsaktivitäten andererseits Rechnung zu tragen. Der Verdauungsapparat ist nunmehr auch imstande, schwerer verdauliche Nahrungsbestandteile aufzuschlüsseln und zu

absorbieren, während die Abdichtung der Darmwandbegrenzung die Persorption etwas zurückdrängt. Die für diese Altersstufen bestgeeignete Kost ist eine ausgewogene Mischkost mit zunehmenden Vollwertanteilen. Beispiele einer solchen Mischkost finden sich in nachfolgender Tabelle des Forschungsinstitutes für Kinderernährung in Dortmund.
Prinzipiell soll etwas mehr als die Hälfte des Kalorienbedarfs durch Kohlehydrate, 30–35% sollten durch Fette und 10–12% durch Proteine abgedeckt werden. Die Zahl der Mahlzeiten liegt bei 5, manche Kinder begnügen sich je-

		Alter (Jahre)						Mengenbeispiele
		1	2–3	4–6	7–9	10–12	13–14	
■ Milch, Milchprodukte	(ml [g]/Tag)	300	350	375	400	450	500	1 Tasse: etwa 150 ml
■ Fleisch, Fleischwaren oder Seefisch	(g/Tag)	40	50	60	70	80	90	1 kleines Schnitzel, 1 mittlere Frikadelle: etwa 100 g
■ Eier	(Stück/Woche)	2	2	2	2–3	2–3	2–3	
■ Butter, Margarine, Öle	(g/Tag)	20	25	30	35	40	45	1 gestrichener Eßlöffel: etwa 12 g
■ Vollkornbrot, Graubrot	(g/Tag)	80	120	150	200	250	250	1 Scheibe: etwa 40–50 g
■ Getreideflocken	(g/Tag)	15	15	20	20	25	30	1 Eßlöffel: etwa 10 g
■ Kartoffeln	(g/Tag)	70	100	120	150	180	200	1 kleine Kartoffel: etwa 40–50 g
■ Gemüse	(g/Tag)	120	150	180	200	250	250	1 Eßlöffel: etwa 30 g
■ Frischobst	(g/Tag)	120	150	180	200	250	250	1 kleiner Apfel· etwa 100 g
■ Flüssigkeit (Getränke, dünne Suppen)	(ml [g]/Tag)	450	600	700	1000	1200	1400	1 Glas: etwa 150–200 ml

Beispiele für Mischkost (Quelle: Forschungsinstitut für Kinderernährung, Dortmund)

doch mit 3. Der Kalorienbedarf schwankt zwar individuell, doch stellen die in nachstehender Tabelle angegebenen Durchschnittswerte brauchbare Anhaltszahlen dar. Milch und Milchprodukte decken die Kalziumversorgung zu 80%.

Die tägliche Trinkmenge je nach Alter sollte 1/3 bis 3/4 Liter Milch betragen. Milchprodukte sollten möglichst ohne Zuckerzusatz angeboten werden. Fleisch ist für die Ernährung im Kindesalter mit Wachstumsvorgängen

Alter in Jahren	durchschnittliche Energiezufuhr			
	kcal/Tag		kcal/kg Körpergewicht und Tag	
	Jungen	Mädchen	Jungen	Mädchen
1,0– 1,9	1010±210	920±235	96	86
2,0– 2,9	1250±270	1140±230	87	88
3,0– 3,9	1440±155	1320±180	87	89
4,0– 5,9	1640±215	1530±190	85	76
6,0– 7,9	1800±245	1680±150	80	70
8,0– 9,9	1930±255	1880±225	69	69
10,0–11,9	2190±275	1900±330	68	61
12,0–14,9	2580±335	2390±410	66	56

wichtig, es enthält Eisen in optimal resorbierbarer Form (tägliche Fleischmenge je nach Alter 30–100 g).

Fette sind in vielen Nahrungsmitteln versteckt. Verabreicht werden Fette teils in Form von Butter, Margarine und linolsäurehaltigen Speiseölen, also Keim- und Sonnenblumenöl. Getreideprodukte, besonders als Vollkorn- und Dunkelmehlprodukte, enthalten Ballaststoffe, Mineralien und Spurenelemente sowie Vitamine in vorteilhafter Form. Kartoffeln sind wertvolle Eiweißträger, und dem Reis oder den Teigwaren eindeutig vorzuziehen. Obst und Gemüse enthalten Ballaststoffe, Vitamine, Mineralstoffe und Spurenelemente.

Grundsätzlich sollte man den Zuckerverbrauch einschränken. Ohne Saccharose gibt es weniger Karies. Zucker ist in vielen fertigen Produkten, Getränken und Milchspeisen oft in Mengen bis zu 10% versteckt.

Fehler in der Zusammensetzung der Mischkost, die erfahrungsgemäß oft gemacht werden, sind überreichlicher Milchverzehr, zu kräftige Kost mit Überwiegen von Fleisch, Eiern und Milchprodukten und die freizügige Verwendung von Feinmehlprodukten und Zucker in Süßigkeiten. Das Kind ist kein kleiner Erwachsener. Je jünger das Kind, desto kindgerechter sollte seine Kost sein. Schwer verdauliche Speisen wie Kohlgemüse, Hülsenfrüchte, aber auch Vollkornprodukte müssen schrittweise in den Speiseplan eingeführt werden, und Fleischgerichte sollen nicht scharf gebraten sein. Der Verdauungsapparat des Kindes muß die Verwendung und Aufschlüsselung solcher Nahrungsmittel erst erlernen.

VEGETARISCHE ERNÄHRUNGSFORMEN

Es gibt keinen Zweifel, daß immer mehr Familien eine alternative Lebensform und damit auch eine unkonventionelle Ernährung annehmen wollen. Das ist durchaus möglich, wenn man die Risiken dieser Ernährungsweise für den wachsenden Organismus erkennt und ihnen sinnvoll vorbeugend begegnet. Am häufigsten finden verschiedene Formen der vegetarischen Kost Verwendung. Man unterscheidet die Lacto-Ovo-Vegetarier, die zwar kein Fleisch, zum Teil jedoch Fisch, Milch und Eier verzehren und die Lacto-Vegetarier, die keine Eier, wohl aber Milch konsumieren. Die dritte, extreme Gruppe, die Veganer, lehnt jegliche Produkte tierischer Herkunft ab. Der Verzicht auf übermäßige Fleischzufuhr, insbesondere mit versteckten Fetten, und die Aufnahme ballast- und faserreicher Kost sind sicher auch für Kinder eine vorteilhafte Ernährungsweise. Es ergeben sich jedoch einige Probleme hinsichtlich der Gesamtenergiezufuhr und der Protein- und Vitaminversorgung, die umso größer sind, je strenger die diätischen Maßnahmen und je ausschließlicher sie gehandhabt werden. Besonders problematisch ist bei diesen Ernährungen die Übergangszeit nach dem Abstillen.

Pflanzliche Proteine haben eine geringere Konzentration an essentiellen Aminosäuren, die der wachsende Organismus benötigt. Eine weitere Schwierigkeit stellt für die sehr kleinen Kinder die Verdaulichkeit pflanzlicher Proteine dar. Auch der Mangel an Vitamin B 12 in pflanzlicher Kost verdient Berücksichtigung.

Klassifikation	Ernährungsprobleme
Lacto-ovo-Vegetarier	Geringer Energiegehalt
Lacto-Vegetarier	Geringer Energie- und Eisengehalt
Strenger Vegetarier (Veganer)	Geringer Energiegehalt, geringer Gehalt an Vitamin B_{12}, Eisen, Protein, Kalzium, Vitamin D, Riboflavin

Eine weitere Ernährungsform ist die auf Kollath zurückgehende Kostform. Sie beruht auf der Annahme, daß naturbelassene, d. h. nicht durch physikalische Maßnahmen wie Erhitzen veränderte Nahrungsmittel wertvoller sind als die Summe ihrer Bestandteile, da sie noch Vitalstoffe enthalten. Wesentliche Bestandteile dieser Ernährung sind daher Rohmilch, Frischkorn, Honig, Obst und Gemüse, die nicht erhitzt werden. Gemeinhin läuft diese Ernährungsform unter der Bezeichnung Vollwertkost.
Antroposophisch ausgerichtete Gesellschaftskreise bevorzugen überwiegend lacto-ovo-vegetabile Kost, gelegentlich auch mit etwas Fleischzusatz. Dies ist eine Ernährungsweise, die insbeson-

dere bei Zugabe von Vollwertanteilen durchaus für Kinder geeignet erscheint. Geachtet werden muß jedoch auch hier auf ausreichende Vitamin-D-Zufuhr.

BEI WELCHEN ERNÄHRUNGSFORMEN IST VORSICHT GEBOTEN?

Benötigt man eine Eliminations- und Ausschlußdiät, etwa bei Nahrungsmittelunverträglichkeit oder bei Versuchen, Verhaltensstörungen wie das hyperkinetische Syndrom diätetisch zu beeinflussen, so muß dies unter strengen kritischen Gesichtspunkten und darf nur unter ärztlicher Leitung erfolgen. Bei sehr restriktiver Nahrungsauswahl kann es nämlich leicht zu Mangelerscheinungen und Gedeihstörungen kommen.

Es muß in diesem Rahmen aber auch einmal eindringlich vor der Verwendung von Megavitamindosen gewarnt werden, da bestimmte Vitamine bei Überdosierung toxische Wirkung zeigen können, wie dies vor allem von Vitamin A bekannt ist. Das gilt aber auch für Vitamin C, bei welchem es bei unnötig hoher Zufuhr zu einer gewissen Vitaminabhängigkeit kommen kann.

Sehr kritisch müssen Nahrungsmittel betrachtet werden, wie sie sehr häufig in Fast-Food-Einrichtungen angeboten werden. Der Fettanteil ist in „Pommes mit Ketchup" oder „Hamburgern" zu hoch und die dort meist angebotenen Getränke enthalten hohe Zuckermengen. Solchem Ernährungstrend sollte kein weiterer Vorschub geleistet werden.

Abschließend sei darauf hingewiesen, daß Ernährungsgewohnheiten im Kindesalter in der Familie geprägt werden. Eine freundliche, gelassene und konfliktfreie Atmosphäre während des Essens ist von großer Bedeutung. Dies trägt letztlich auch zum Erwerb einer gesunden Eßkultur bei.

PHYTOTHERAPIE

Zu Lebzeiten Sebastian Kneipps stellten Heilpflanzen einen hohen Anteil des Arzneimittelverbrauches dar. Viele ihrer Wirkstoffe konnten in den letzten Jahrzehnten isoliert werden und fanden in heute gebräuchliche Medikamente Eingang. Die Heilkraft naturbelassener Pflanzen spielt als eine milde Arznei im Kneipp-System auch heute noch eine wichtige Rolle.

KINDERTEES

Diese Heilpflanzen werden als Kräutertees oder Extrakte verabfolgt, wobei im Kindesalter nicht-alkoholischen Lösungen der Vorzug gebührt. Sie können in präventiver, gesundheitsfördernder Absicht, aber auch als therapeutisch wirksame Maßnahme eingesetzt werden. Neben Extrakten wie zum Beispiel Echinazin zur Infekt-Resistenzsteigerung kommen in erster Linie Teezubereitungen für Kinder zur Anwendung. Fast alle Heilpflanzenarten werden heutzutage von naturheilkundlich-biologisch orientierten Pharmaunternehmen in sehr guter Qualität angeboten und in zunehmendem Maße auch auf geringsten Schadstoffgehalt geprüft. Nachstehende Liste orientiert über einige gebräuchliche, in Kindertees verwendete Drogen:

Wirkungen und Nebenwirkungen sowie Anwendungsgebiete der in Kindertees vorkommenden Bestandteile			
Droge	Wirkung	Anwendungsgebiet	Nebenwirkungen
Anis	sekretolytisch sekretomotorisch spasmolytisch karminativ	mildes Expektorans Blähungen und krampfartige Beschwerden im Magen-Darm-Bereich	in therapeutischen Dosen keine. Anisöl kann bei Säuglingen und Kleinkindern Bronchospasmus, reflektorisches Glottisödem mit Gefahr der Asphyxie hervorrufen
Fenchel	sekretolytisch sekretomotorisch spasmolytisch karminativ antiseptisch	s. Anis	s. Anis
Kümmel	spasmolytisch karminativ	Blähungen und leichte krampfartige Magen-Darm-Störungen	in therapeutischen Dosen keine
Koriander	spasmolytisch karminativ	s. Kümmel	in therapeutischen Dosen keine
Kamille	antiphlogistisch spasmolytisch karminativ bakterizid fungizid	Magen- und Darmbeschwerden	Auftreten von allergischen Reaktionen nur bei bestimmter Kamillenherkunft und Verfälschungen
Pfefferminze	spasmolytisch karminativ cholagog	krampfartige Magen-Darm-Galle-Beschwerden	wegen Mentholgehalt nicht bei Säuglingen und Kleinkindern, s. Anis
Thymian	sekretolytisch sekretomotorisch antiseptisch	Expektorans	nur bei reinem Thymol Intoxikationen
Melisse	sedativ spasmolytisch antiseptisch	nervös bedingte Magen-Darm-Beschwerden	in therapeutischen Dosen keine
Lavendel	schwach sedativ und cholagog	s. Melisse Aromatikum	in therapeutischen Dosen keine
Hopfen	sedativ	schwach wirkendes Beruhigungsmittel	in therapeutischen Dosen keine
Hibiscus		Erfrischungsgetränk	in größeren Mengen Laxans, Hautrötungen
Hagebutten		Vitamin C-haltiges Erfrischungsgetränk	in größeren Mengen mildes Laxans
Süßholz	sekretolytisch sekretomotorisch antibakteriostatisch spasmolytisch antiphlogistisch	Expektorans Geschmackskorrigens	in höheren Dosen mineralokortikoide Nebenwirkungen

Tabelle nach Merfort und Schmidt, Universität Düsseldorf

60

WELCHE PFLANZE HILFT BEI WELCHER KRANKHEIT?

Nach Krankheitsbildern orientiert, läßt sich folgende Aufstellung gewinnen:

Verwendung verschiedener Heilpflanzen	
Bei Bronchitis und Entzündungen der Luftwege	Thymiankraut und Spitzwegerich
bei grippalen Infekten	Lindenblüten und Holunder
bei entzündlichen Erkrankungen des Rachens und des Mundes	Salbei und Kamille als Spülung
bei Magen-Darm-Beschwerden	Kamille und Pfefferminze
bei Durchfällen	Brombeerblätter und Heidelbeeren
bei Blähungen	Anis-, Fenchel- und Kürbissamen
bei Reizzuständen der Blase	Bärentraubenblättertee
zur Beruhigung	Melisse, Hopfen und Baldrian
zur äußerlichen Anwendung	Arnika, Calendula (Ringelblumen-)Essenz und Johanniskrautextrakt.

Einige Vorschläge finden sich in folgender Tabelle:

Teemischungen für alle Jahreszeiten (Zahlenangaben in Gramm)	
Teemischung I	
Grundtee	30,0
Hagebutten mit Kernen	10,0
Pfefferminzblätter	10,0
Teemischung II	
Grundtee	20,0
Rote Malve (Hibiskus)	10,0
Melissenblätter	10,0
Kamillenblüten	10,0
Teemischung III	
Grundtee	20,0
Hagebutten mit Kernen	5,0
Rote Malve (Hibiskus)	5,0
Lindenblüten	5,0
Melissenblätter	5,0
Pfefferminzblätter	5,0
Birkenblätter	5,0
Teemischung IV	
Grundtee	30,0
Hagebutten ohne Kerne	10,0
Rote Malve (Hibiskus)	10,0

Des weiteren gibt es zahlreiche Badezusätze.

Als empfehlenswerte Teemischung zum täglichen Gebrauch gilt: Zu einem Grundtee aus zwei Teilen Brombeerblättern und einem Teil Himbeerblättern werden verschiedene Heilpflanzen hinzugegeben.

Die zahlreichen Phytotherapeutika, welche im gesundheitsfördernden Programm Sebastian Kneipps empfohlen werden, stellen aber nur eine der fünf Säulen seines Systems dar, und nur im Verbund mit den weiteren Maßnahmen werden sie ihre volle Wirksamkeit entfalten können.

ORDNUNGSTHERAPIE

Ererbter bäuerlich-gesunder Menschenverstand und Lebenserfahrung im priesterlichen Beruf haben Sebastian Kneipp bewogen, den Begriff der Ordnungstherapie als tragende Säule seinem Gesundheitssystem beizufügen. Ordnungstherapie strebt die Harmonisierung der Bereiche Körper, Seele und Geist an. Somit nahm Sebastian Kneipp den Begriff der Ganzheitsmedizin vorweg. Probleme im Rahmen der Ordnungstherapie haben sich allerdings heute gegenüber der Epoche um die Jahrhundertwende erheblich kompliziert. Sebastian Kneipp konnte noch von einem einheitlichen religiös-christlich, bürgerlich bestimmten Gesellschaftsbild ausgehen. Seine Korrekturen an der Lebensführung erfolgten im wesentlichen durch Einbringung gesunder, rustikaler Elemente in den Lebensstil einer zunehmend verweichlichten, urbanisierten Gesellschaft.

VERHALTENSMUSTER WERDEN GEPRÄGT

Heute ist die Palette der Gestaltungsmöglichkeiten des Daseins wesentlich bunter und widersprüchlicher. Ordnungstherapeutische Bestrebungen im Kindesalter gehen weit über das hinaus, was sie bei Erwachsenen bedeuten. Was diese Hilfsmaßnahmen darstellen, wie z. B. Strategien zur Streßbewältigung oder Gesprächstherapien, hat im Kindesalter Prägungsfunktion. In der Entwicklungsphase der Kindheit werden Verhaltensmuster eingeübt, die weit ins höhere Lebensalter, ja in manchen Fällen bis zum Lebensende mitgeführt werden. Hier eine sinnvolle Ordnungstherapie zu gestalten, ist einerseits eine verlockende und lohnende, aber auch schwierige und verantwortungsvolle Aufgabe. Kompliziert besonders deshalb, weil sie vor dem Hintergrund einer Gesellschaftsordnung erfolgen muß, deren Eckwerte labil sind, deren Grenzen unscharf und dazu häufig verschoben werden. Die Lebensbedingungen unserer Kinder in Umwelt und Familie sind äußerst unterschiedlich. Leistungs- und karrierebezogene Erziehungsformen finden sich neben weitgehend freizügig gestaltetem Familienmilieu, völlig ungesunde Fast-Food-Ernährung einerseits kontrastiert mit extrem alternativ gestalteten Kostformen auf der anderen Seite. Mangelerscheinungen sind die Folge davon, träge und oft übergewichtige, bewegungsarme Kinder finden sich neben leistungssportbegeisterten und auch übertrainierten Jugendlichen. Hiermit sei nur angedeutet, wie weit gespannt der Bogen von heutigen Verhaltensmustern ist. Hinzu kommt eine akustische und visuelle Reizüberflutung durch unseren vorwiegend urbanisierten Lebensstil, den Einfluß der Medien, deren Ausführungen oft unkritisch übernommen werden, das Hineinwachsen der Kinder in die Welt der Computer und vieles andere mehr.

Um wirklich eine effektive Ordnungstherapie zu betreiben, bleibt wohl nur die Möglichkeit, regulierende Einflüsse sehr individuell dem einzelnen Kinde und seiner Familie angepaßt zu gestalten. Dies erfordert viel Einfühlungsvermögen, Geduld, aber auch Bescheidenheit und Zurückhaltung, wenn man dem betroffenen Kind und seiner Familie gerecht werden will. Bei aller kritischen Wertung unserer Lebensform soll nicht vergessen werden, daß die Mehrzahl unserer Kinder auch heute noch eine relativ gesunde Entwicklung zeigt, daß ihr körperlicher Gesundheitszustand gegenüber vergangenen Epochen gut ist, und daß die Mehrzahl aller Familien eine Lebensweise mit Hilfe gesunder Intuition, Flexibilität und Kompromißfähigkeit entwickelt, die ein zufriedenstellendes Gedeihen der Kinder ermöglicht.

MÖGLICHE URSACHEN FÜR KÖRPERLICH-SEELISCHE DISHARMONIEN

Bei dem Bemühen, Ansatzpunkte einer sinnvollen Ordnungstherapie zu finden, ist es hilfreich, im Lebensbereich der Kinder nach möglichen Konflikt- und Störfeldern zu suchen. So können verschiedene Ursachen körperlich-seelischer Disharmonie aufgedeckt und in manchen, aber leider nicht in allen Fällen beseitigt werden.

Solche Störfelder können sein:

Umweltfaktoren:
Zivilisationsschäden, Urbanisierung, Reizüberflutung, Bewegungsarmut, Wohnbedingungen, Ernährung.

Interpersonelle Erziehungsprobleme:
Konfliktsituationen mit den Eltern, Geschwistern, Freunden oder Lehrpersonal. Verlusterlebnisse.

Schule und Leistungsforderungen:
Schulstreß, Überforderung und
Angst.

Eigenpersönlichkeit:
Veranlagung, Schäden, Teilleistungsschwächen, Krankheiten.

DIE MUTTER-KIND-SYMBIOSE IM SÄUGLINGSALTER

Allein die Vielfalt der Lebensbedingungen und die Bedürfnisse
der verschiedenen Altersstufen
machen eine individuelle Beurteilung notwendig, und, wenn erforderlich, eine gezielte Ordnungstherapie sinnvoll. Im Neu-
geborenen- und Säuglingsalter
bis hin über Teile des Kleinkind-
alters gilt die Aufmerksamkeit einer möglichst ungestörten Mut-
ter-Kind-Symbiose und einer
Einbettung dieser in die nächste
familiäre Umgebung. Eine har-
monische Gestaltung dieses
frühen Lebensabschnitts stellt
unbestritten einen Entwicklungs-
vorteil dar. Der Wandel gesell-
schaftlicher Lebensbedingungen
mit der Zunahme der Zahl allein-
stehender oder berufstätiger
Mütter wirft Probleme auf, zu deren völlig befriedigender Lösung
uns heute noch nicht alle Schlüssel und Möglichkeiten zur Verfügung stehen. Die frühe Unterbringung der Kinder in Krippen
stellt nicht immer eine zufrieden-
stellende Alternative, sondern
eher eine Notlösung dar. Allein
durch die Zusammenführung vieler sehr junger Kinder wird die
Zahl der viralen und bakteriellen
Infektionen in ein frühes Lebensalter, wo die Kinder ein noch un-
ausgereiftes Immunsystem besit-
zen, vorverlegt. Dies läuft keinesfalls immer ohne bleibende Schäden ab. Zumindest muß an derar-
tige Einrichtungen, an deren Notwendigkeit heute leider kein
Zweifel besteht, die Forderung
eines hohen qualitativen Stan-
dards gestellt werden: Dies gilt
sowohl für das Personal, die hy-
gienische Einrichtung, eine be-
schränkte Belegungszahl und die
Schaffung eines offenen, famili-
enähnlichen Milieus in engster
Anlehnung an die Eltern.

DER KINDERGARTEN

Da wir heutzutage mit Kleinfami-
lien zu rechnen haben, in welchen
im Schnitt nur zwei Geschwister
oder Einzelkinder aufwachsen,
kommt den Kindergärten und
Vorschulkindergärten eine wesentliche Bedeutung zu. Hier lernen die Heranwachsenden mit
Jüngeren, Gleichaltrigen oder etwas Älteren zu leben. Sie erfahren kreative Impulse, lernen, was
es heißt, sich zu behaupten, sich
einzuordnen und Kompromisse
zu schließen und auch Rücksicht-

64

nahme zu üben. Erste Freundschaften werden geschlossen, und der Schritt aus der Nestwärme der Familie wird versuchsweise und behutsam vollzogen. In diesem Zusammenhang kommt diesen Institutionen ein hoher ordnungstherapeutischer Stellenwert zu.

DIE WAHL DER RICHTIGEN SCHULE

Sehr in Frage gestellt werden muß, ob die Abschaffung der ortsgebundenen Kleinschulen für die ersten beiden Grundschuljahre sinnvoll ist. Ganz ohne Zweifel haben manche dieser sehr jungen Schulkinder Schwierigkeiten, die weiten Entfernungen vom Elternhaus psychisch ohne Angstgefühle zu bewältigen. Der Transport im Schulbus zusammen mit oft ziemlich rücksichtslosen älteren Schulkindern ist ebenfalls belastend, ganz abgesehen davon, daß der Schulweg ohne eine gesunde körperliche Bewegung zurückgelegt wird. Auch der in großen, zentralisierten Schulen häufige Wechsel der Unterrichtenden stellt keine geringe psychische Belastung der jungen Jahrgänge dar. Man darf nicht vergessen, daß in dieser Altersklasse sehr viel weniger die schulische Leistung als der Übergang von der häuslichen Gebor-

genheit ins Schulleben als Streßfaktor zu bewerten ist, dessen Bewältigung mit Hilfe einer festen Bezugsperson, einer vertrauten Lehrkraft, sehr viel leichter gelingt.

Der Leistungsdruck, welcher in den höheren Schulklassen von Jahr zu Jahr steigend auf die Jugendlichen einwirkt, macht sich bei vielen, freilich keinesfalls bei allen Kindern in gesundheitlich negativer Weise bemerkbar. Auch hier wird man in manchen Fällen ordnungstherapeutische Ratschläge geben müssen. Man wird hie und da die grundsätzliche Diskussion nicht vermeiden können, ob das Ausbildungsziel der Veranlagung des Kindes angepaßt ist, ob es überhaupt in erreichbare Nähe gerückt werden kann. Es ist wenig gewonnen, wenn es letztlich auf Kosten einer deformierten Gesamtpersönlichkeit des Jugendlichen eingebracht wird. Hier wird man, besonders wenn sich Verhaltensauffälligkeiten erkennen lassen, zu einer sehr gründlichen individuellen Situationsanalyse des Kindes in Familie und Schule kommen müssen, um bleibenden Fehlentwicklungen vorzubeugen.

Dem in zunehmendem Ausmaß beklagten Aufmerksamkeitsdefizit mit oder ohne Hyperaktivität ist ein eigener Abschnitt gewidmet (siehe Seite 89).

Ganz sicher lassen sich einige allgemeingültige Regeln in ordnungstherapeutischer Hinsicht

aufstellen. Der biologische Tages-
rhythmus des Kindes, bestimmt
durch vegetativ-hormonelle Ab-
läufe, sollte in der Tagesgestal-
tung Berücksichtigung finden.
Wir haben ein Leistungshoch in
den Vormittagsstunden, einen
Abfall in den Mittagsstunden und
einen nochmaligen Anstieg der
Leistungsfähigkeit am Nachmit-

Die Leistungsanforderung durch
Unterricht und Hausaufgaben er-
weist sich aber letztlich als wenig
beeinflußbar und entspricht dem
einmal gewählten Schultyp, welcher allerdings dem Vermögen
und der Veranlagung des Kindes
gerecht werden sollte. Karriere-
denken und Ehrgeiz der Eltern
sollten hinter diesen persönlichen

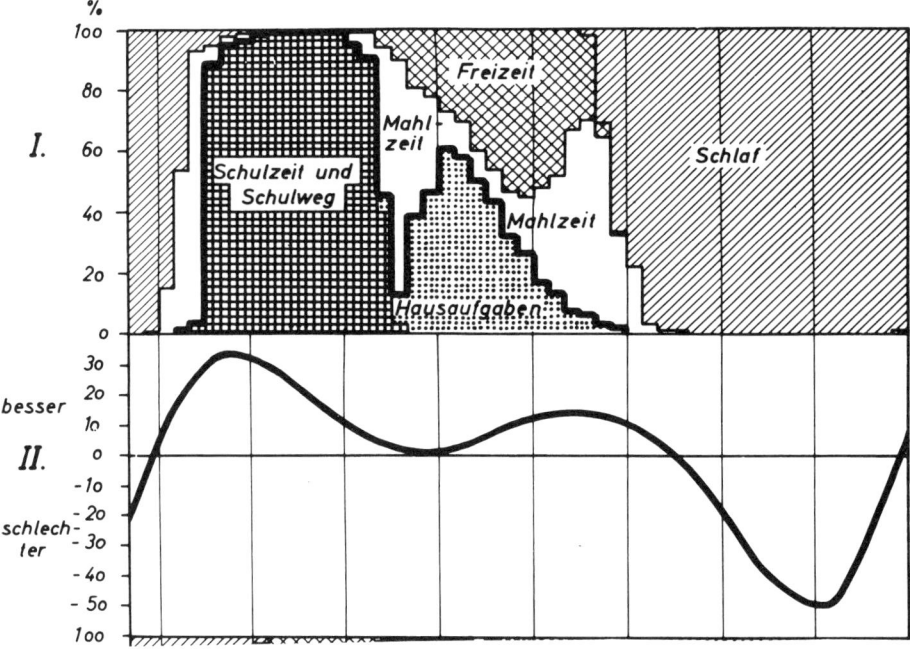

tag zu registrieren. In obenste-
hender, von Hellbrügge als Mo-
dell schon 1960 veröffentlichten
Grafik, sehen wir die Aufgaben-
verteilung im Tagesablauf der
Kinder einigermaßen ausgewo-
gen dargestellt.

Gegebenheiten des Kindes zu-
rückstehen. Permanente Überforderung und Frustration schlagen
letztlich auch in organische Erkrankungen um, wie andererseits
auch nicht erkannte organische
Teilleistungsschwächen Schuler-
folge verhindern können.

DIE GESTALTUNG DER FREIZEIT

Sehr viel mehr Einfluß aber bleibt der Familie auf die Gestaltung der ohnehin ziemlich knapp bemessenen Freizeit erhalten. Hier sollte im wahrsten Sinne des Wortes dem Kind ein Freiraum belassen werden. Das bedeutet, ihm Möglichkeiten zu bieten, sich mit Dingen zu beschäftigen, die ihm Entspannung bringen, Freude machen und Erfolgserlebnisse vermitteln. Wenn man allerdings betrachtet, mit welchen zusätzlichen Lern- und Leistungsprozessen wie zum Beispiel Musikstunden, Ballett- und eventuellem Nachhilfeunterricht diese Zeitspanne befrachtet ist, wird in manchen Fällen ein Tagesarbeitspensum von den Kindern verlangt, das über dem berufstätiger Erwachsener liegt. Wichtig wäre es, in diesem nachmittäglichen Freiraum für Spiel und körperliche Bewegung Anreize zu bieten und dem Kind Zeit zum eigentlichen wunschbestimmten Kindsein zu gewähren.

Bewegung ist wichtig!

Es darf nicht übersehen werden, daß unsere Kinder und Jugendlichen einen Großteil des Tages im Sitzen verbringen, was nicht ohne nachteilige Folgen für die Herz-Kreislauf-Tätigkeit und den Bewegungsapparat bleiben kann.

Zu diesen bewegungsarmen Tagesabschnitten gehören auch die Stunden, die vor Fernseh- und Computerschirmen verbracht werden. Hier sollte im Sinne einer Ordnungstherapie ein vernünftiger Umgang mit diesen Medien erreicht werden, die aus unserem heutigen Leben ja nicht mehr wegzudenken sind. Das gilt sowohl in quantitativer wie auch besonders in qualitativer Hinsicht.

DAS SCHLAFBEDÜRFNIS

Für einen ausreichenden Schlaf ist zu sorgen. Das Schlafbedürfnis ist individuell und in einzelnen Altersabschnitten verschieden. Als ungefähre Richtwerte können für Kleinkinder 12–14 Stunden angenommen werden, wobei 1–2 Stunden am Tage anzusetzen sind.

Mit zunehmendem Alter reduziert sich die notwendige Schlafzeit. Für Schulkinder ist ein Nachmittagsschlaf nicht unbedingt erforderlich. Falls er aber vom Kinde gefordert wird, sollte er nach Möglichkeit auch gewährt werden. Im übrigen schwankt das Schlafbedürfnis phasenhaft, und auch dies muß Berücksichtigung in der Gestaltung des Tagesablaufs finden. Allein schon die Tatsache, daß die pulsatile Wachstumshormonausschüttung vorzüglich im Tiefschlaf erfolgt, erhellt die Bedeutung ausreichender nächtlicher Ruhezeiten.

ZUSAMMENFASSUNG

Zusammenfassend läßt sich also sagen, daß unter den heutigen Lebensbedingungen dem von Kneipp empfohlenen Prinzip einer Ordnungstherapie große Bedeutung gerade im Kindesalter zukommt, wenn auch deren Durchführung sehr viel schwieriger geworden ist. Dem mit ernsten Störungen des Verhaltens behafteten Einzelfall wird man in enger, vertrauensvoller Zusammenarbeit von Hausarzt, Kinderarzt, Kinderpsychologen, Familie, Schule und Sozialpädagogen gerecht werden können.

Faszinierend ist es, zu beobachten, wie dieses von Kneipp im letzten Jahrhundert konzipierte Prinzip zum wesentlichen Baustein der Bestrebungen geworden ist, eine Generation heranzubilden, die sich gesund und erfolgreich den teils noch unbekannten Forderungen einer heraufdämmernden globalen und totalen Kommunikationsgesellschaft stellen kann.

KRANKHEITEN IM KINDESALTER –
SYMPTOME UND BEHANDLUNG

EIN KREISLAUFPROBLEM IM KINDESALTER: DIE ORTHO-STATISCHE DYSREGULATION

Die orthostatische Fehlregulation des Kreislaufs ist bei Kindern ein häufiges und oft nicht erkanntes Leiden. Sowohl Knaben wie Mädchen sind davon betroffen. Die orthostatische Fehlregulation beschränkt sich keinesfalls, wie oft vermutet, auf den Typ des hochwüchsigen asthenischen Mädchens in der Pubertät, auch Kinder vor der Pubertät können darunter erheblich leiden.

Die orthostatische Kreislaufdysregulation ist eingebettet in das Phänomen der physiologischen Kreislaufumstellungen des Kindesalters. In dieser Umstellungsphase ändert sich das Herzschlagvolumen, die Herzschlagfrequenz nimmt ab, der systolische Blutdruck steigt an, und des weiteren kommt es zu Veränderungen des peripheren Widerstands und der sogenannten Windkesselfunktion der Aorta. Zu dieser Umstellung addiert sich die Rolle des hydrostatischen Druckes, welche oft ziemlich entscheidend ist. Am ausgeprägtesten ist das Symptombild zwischen dem 10. und 12. Lebensjahr, nämlich dann, wenn sich das Kind zum Jugendlichen hin wandelt.

DAS KRANKHEITSBILD

Das Krankheitsbild der orthostatischen Kreislaufdysregulation ist ebenso bunt wie charakteristisch. Man findet als Sofortreaktion Schwindel und Übelkeit beim Aufstehen, worauf sich oft eine Episode mürrischen und unentschlossenen Verhaltens verbunden mit Eßunlust anschließt, und nicht selten klagen die Kinder über Kopf- und Bauchschmerzen. Im Laufe des späteren Vormittags, meist so gegen Ende des Schulunterrichts, läßt sich eine Konzentrationsstörung und ein deutlicher Leistungsabfall erkennen. Recht typisch sind im Gegensatz dazu dann die Munterkeit und das Wohlbefinden am Abend und die Neigung zu Einschlafstörungen.

Es liegt auf der Hand, daß dieses Symptombild der morgendlichen Verstimmung, der Eßunlust und des Leistungsabfalls einerseits und der abendlichen Munterkeit andererseits innerhalb der Familie eine reichlich konfliktträchtige Situation darstellt und zu Reibereien und zu frustrierenden Erziehungsversuchen führen muß. Für die Erstellung der Diagnose einer orthostatischen Dysregulation ist in erster Linie der anamnestisch zu erhebende geschilderte Symptomenkomplex von Beschwerden und Reaktionen von Bedeutung. Die weitere Absicherung erfolgt durch Kreislauftests mit Stehbelastung, wobei die Blutdruckparameter im Liegen und dann nach 3–7 Minuten im Stehen gemessen werden. Gleichzeitig erfolgt die Kontrolle der Pulsfrequenz am besten durch laufende EKG-Schreibung. Als Faustregel gilt, daß der systolische Blutdruck nicht mehr als 10 mm Hg absinken und die Pulsfrequenz nicht um mehr als 20 Schläge pro Minute ansteigen soll. Nicht selten lassen sich diese Befunde aber nur bei einer Mehrfachkontrolle aufdecken.

Die zwei Typen der orthostatischen Kreislaufdysregulation

Man findet bei Jugendlichen und Kindern hauptsächlich zwei Typen der orthostatischen Kreislaufdysregulation:
1. Die sympathikotone Hypotension, entweder primär im Rahmen der physiologischen Kreislaufumstellung des Wachstumsalters oder sekundär, eventuell durch eine Dekonditionierung (Entkräftigung) wie Bettruhe oder chronischen Bewegungsmangel bedingt. Auch postinfektiös, im Anschluß an Virusinfektionen, wird dieses Symptombild beobachtet.

2. Die vasovagale Hypotension mit einer akuten Synkope nach Einleiten einer sympathikotonen Phase oder auch nach Schrecken und Trauma (Verletzung).
Die sympathikotone, seltenere Form, oft durch Erkrankung des Nervensystems bedingt, ist vorwiegend im Erwachsenenalter festzustellen.

DIE BEHANDLUNG

Die Behandlung der orthostatischen Kreislaufdysregulation hat das Ziel, den venösen Rückstrom zum Herzen zu fördern und ein peripheres Versacken im Venenbereich zu vermeiden.
Medikamentös sind hier in erster Linie die hydrierten Mutterkornalkaloide von Bedeutung, sie führen zur Gefäßverengung (Vasokonstriktion).

Bewegungstraining

Viel wichtiger und wirksamer aber sind Maßnahmen des Trainings des vegetativ dysregulierten Gefäßsystems, d. h. ein dem Kräfte- und Konstitutionsstatus angepaßtes, langsam aufbauendes Bewegungstraining mit Spiel und Sport, wobei Laufen, Schwimmen und Radfahren ganz im Vordergrund zu stehen haben. Diese körperlichen Belastungen sind stets langsam zu steigern.

71

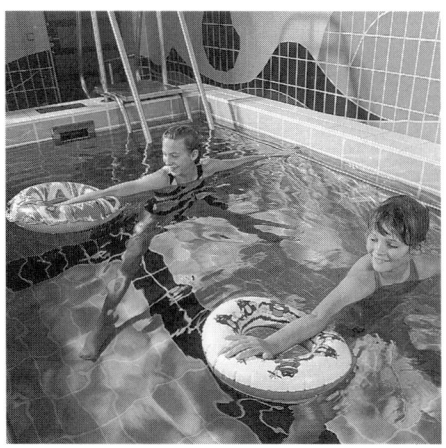
Turnen im Wasser ist gesund und macht Spaß.

Behandlungsplan ein. Insbesondere gilt dies für Anwendungen, wie sie im Rahmen der Kneippschen Hydrotherapie zur Verfügung stehen. Morgendliche Waschungen, Wechselfußbäder, Wechselgüsse und später als kältere Wasseranwendungen durchzuführende Güsse, führen über thermische Hautreize zu einer Beeinflussung der vegetativen Schaltzentren im Zwischenhirn und in der Folge zu einer günstigen Beeinflussung des Venentonus.

Wichtig ist es, das körperliche Training über die Jahre der Entwicklung kontinuierlich weiterzuführen. Die Kinder und Jugendlichen sollten keinesfalls vom Schulsport befreit werden, und eventuell ist es in dem einen oder anderen Fall vorteilhaft, sie in Jugendgruppen eines Sportvereins einzugliedern, wobei aber vor einem leistungsorientierten Übertraining in dieser Anpassungsphase gewarnt werden muß. Eine gute jugend- und sportärztliche Überwachung während eines solchen körperlichen Trainingsganges sollte eine Überforderung vermeiden.

Ernährung

Werden Bewegungstraining und Hydrotherapie noch durch eine vernünftige Ernährung mit einer altersangepaßten Mischkost unterstützt, insbesondere aber durch eine zeitliche Verteilung der Mahlzeiten, die eine Unterzuckerung im Tagesverlauf, besonders am späten Vormittag, verhindert, so gelingt es in fast allen Fällen innerhalb einiger Wochen, den Symptomenkomplex der orthostatischen Kreislaufdysregulation aufzulösen oder doch zumindest weitgehend abzumindern. Ein vorzeitiger Therapieabbruch läßt jedoch Rückfallsmöglichkeiten offen.

Hydrotherapie

Neben diesem wichtigen Bewegungstraining treten Maßnahmen aus dem Bereich der physikalischen Therapie als zweites und gleich wichtiges Moment in den

Sicher stellen diese Maßnahmen eine Belastung und einen erhöhten Energieaufwand mit Unbequemlichkeiten für die Familie dar. Die Beseitigung einer anhaltend spannungsgeladenen und konfliktträchtigen Familiensituation, wie sie durch leistungsschwache, verstimmte, nörgelnde Kinder mit orthostatischer Kreislaufdysregulation erzeugt und unterhalten wird, machen aber die Mehrbelastung mit Sicherheit wett.

Zusammenfassend läßt sich also sagen, daß die orthostatische Kreislaufdysregulation ein häufiges, häufig verkanntes und maskiertes Leiden des Kindes- und Jugendalters darstellt. Es ist Maßnahmen aus dem Bereich der Kneippschen Hydrotherapie und einem individuell angepaßten Bewegungstraining sehr gut zugänglich und weist dann eine überaus günstige Prognose auf. Es stellt geradezu eine Domäne des Kneippschen Heilverfahrens dar.

FETTLEIBIGKEIT IM KINDESALTER

DAS KRANKHEITSBILD

Bei der durch Über- und Fehlernährung bedingten Fettleibigkeit (Adipositas) ist das Verhältnis zwischen Fettgewebe und fettfreier Körpermasse krankhaft verändert. Es ist ein Übermaß an Fett vorhanden. Dieser Befund ist zur Zeit die häufigste Ernährungsstörung im Kindesalter und stellt keineswegs nur ein ästhetisches Problem dar. Übergewicht vermag zu weitreichenden Nachteilen für Gesundheit und Lebenserwartung zu führen. Derzeit ist in unserer Gesellschaft etwa jedes fünfte Kind zu dick. Mädchen und Jungen sind in fast gleicher Zahl betroffen. Man findet eine Adipositas in allen sozialen Schichten. Die objektive Feststellung einer Adipositas erfolgt am genauesten durch die Messung der Hautfaltendicke am Oberarm, am unteren Schulterblattwinkel und in der Axillarlinie oberhalb des Armbeinkammes. Die Messung erfolgt immer im Bereich der rechten Körperseite. Altersbezogene Normtabellen liegen vor und ein Überschreiten der dort festgeschriebenen Prozentgrenzen läßt eine Überernährung oder eine echte Adipositas exakt erkennen.

Gebräuchlicher ist es, Alter, Körperlänge und Gewicht anhand von Tabellen zueinander in Bezug zu setzen. Damit läßt sich ein prozentuales Übergewicht ermitteln. Die variable Zusammensetzung der Körpermasse im Wachstumsalter verbietet es, Übergewicht immer mit Adipositas gleichzusetzen. Bei bestimmten Konstitutionstypen, besonders bei frühreifen und hochwüchsigen Jungen, kann die fettfreie Körpermasse bis zu 50% des Übergewichts betragen. Im allgemeinen läßt sich jedoch ein übermäßiger Fettansatz durch klinische Untersuchung und Inspektion erkennen. 98% aller Fälle von Fettsucht gehören der einfachen alimentären Adipositas an, die ernährungsbedingt ist. Davon abgrenzen muß man sehr seltene Krankheitsfälle wie Dystrophia adiposo-genitalis (Fröhlich), hypothalamische Syndrome, das Cushing-Syndrom und die Laurence-Moon-Biedlsche Erbkrankheit sowie das Prader-Labhart-Willi-Syndrom. Diese seltenen Sonderformen der Adipositas können aufgrund des Erscheinungsbildes und der zu erhebenden Anamnese sowie spezieller klinischer Untersuchungen diagnostiziert werden.

Die primäre Adipositas ist in ihrer Entstehung bisher nur unvollständig verstanden. Man muß sie wohl als Ergebnis eines multifaktoriellen Geschehens ansehen, wobei genetische Gegebenheiten in ein Muster von Bewegungsarmut, Fettzellengröße und -zahl sowie Thermogenesestörung verwoben sind. Zwar findet sich in 70% der Familien eines adipösen Kindes auch meist ein adipöses Elternteil, doch darf man daraus keinen einfachen Erbgang ableiten.

Die zwei Typen adipöser Kinder

Betrachtet man die Morphologie des Fettgewebes, lassen sich zwei Typen adipöser Kinder unterscheiden. Einmal findet sich die Hypertrophie der Fettzellen und zum anderen eine hyperplastische Form mit zusätzlicher Zellvermehrung. Man muß sich jedoch hüten, hieraus Schlüsse über Entstehungsweise und zeitlichen Beginn der Adipositas zu ziehen.

Endokrinologisch findet man meist einen Hyperinsulinismus, d. h. Fettanbau und Abbau sind in ihrem Verhältnis gestört. Bei entsprechendem kalorischem Angebot führt die gesteigerte Lipogenese zum Fettansatz. Solche metabolischen Veränderungen korrigieren sich aber bei Gewichtsabnahme und sind somit wohl mehr als Folge denn als Ursache der Adipositas zu betrachten. Bei Erreichen von ca. 40% Übergewicht kommt es in vielen Fällen zum Umschlagen solcher Dysregulationen. Hinsichtlich einer sogenannten Mästbarkeit adipöser Kinder kommt einer ererbten oder erlernten Bewegungsarmut sicher große Bedeutung zu.

Psychologische Momente wie Reifungsdefizite der Persönlichkeit, eventuell gestörte Mutter-Kind-Beziehungen, Essen als Ausgleich einer Frustration, also orale Ersatzbefriedigungen, werden häufig und zu Recht in das Ursachenspektrum einbezogen. Aber auch verhaltenspsychologische Gesichtspunkte wie die Annahme, daß falsches Eßverhalten erlernt und anerzogen werden kann, müssen in Rechnung gestellt werden. Die Adipositas wäre dann das Ergebnis eines fehlerhaften Lern- und Erziehungsprozesses.

DIE BEHANDLUNG

Den gemeinsamen pathogenetischen Schnittpunkt der verschiedenen Ursachen der einfachen Adipositas stellt die positive Energiebilanz dar. Alle Behandlungsmaßnahmen haben letztlich das Ziel, die Energiebilanz in den negativen Bereich zu verlagern,

d. h. daß das Kind mehr Energie verbraucht, als es zu sich nimmt; und dies für ausreichend lange Zeit, um bei Kindern zum Fettabbau unter möglichster Schonung der übrigen Gewebesubstanz zu gelangen. Bei der Erstellung eines Therapieprogramms für die kindliche Adipositas ist dies in allererster Linie zu berücksichtigen.

Ernährungstherapie

Der wachsende Organismus des Kindes schränkt die Anwendbarkeit von bestimmten Diätformen, wie sie bei der Therapie Erwachsener üblich sind, ein. Sinnvoll ist es, eine kalorienreduzierte Mischkost anzubieten, die dem Geschmacksempfinden des Kindes in der Auswahl der Speisen auch noch einen hinreichenden Spielraum gestattet. Eine absolute Nahrungskarenz, also eine Nulldiät, führt zu einer Gewichtsabnahme, bei welcher nur 50% dem Körperfett zugeordnet werden dürfen, während die andere Hälfte der Abnahme zu Lasten der fettfreien wertvollen Körpersubstanz geht. Aus ähnlichen Gründen verbietet sich die Verabreichung einer Kost mit extremer, einseitiger Nährstoffbeschränkung, solange das Kind wächst.
Am Beginn einer Therapie hat stets eine exakte Anamnese des Eßverhaltens und der bisher täglich zugeführten Nahrungsmenge zu stehen. Daneben empfiehlt es sich, das soziale und familiäre Umfeld zu erfassen. Bei der Aufstellung eines Diätplanes ist die maximal zulässige Kalorienzahl für Alter und Größe des Kindes anhand einer Tabelle festzulegen, und diese bestimmte maximale Kalorienzufuhr darf keinesfalls überschritten werden.

Adipositasbehandlung: maximale tägliche Kalorienzufuhr				
Alter Jahre	Mädchen GU*) –20%	Körperlänge cm	Jungen GU*) –20%	Alter Jahre
1,5	500	84	500	1,5
	510	86	530	
	520	88	550	
	530	90	560	2
2	540	92	580	
	560	94	590	
	570	96	600	3
	580	98	610	3
	590	100	630	
4	610	105	640	
	650	110	660	4
5	680	115	700	5
	720	120	750	
7	750	125	790	7
	790	130	840	
9	850	135	880	
	900	140	930	9
	970	145	980	
11	1040	150	1030	11
	1100	155	1100	
13	1180	160	1180	13
	1240	165	1260	
	1270	170	1320	
	1280	175	1380	
	1280	185	1440	
		190	1520	

*) Grundumsatzwerte nach *Talbot* (aus *Brock J.* Biologische Daten für den Kinderarzt, Springer-Verlag, Berlin 1954).

Als wichtigste Hilfe ist eine Kalorientabelle anzusehen, die für jede gewogene Menge eines Nahrungsmittels den Kaloriengehalt leicht ermitteln läßt. Eine solche Methode gestattet es, relativ einfach die maximal zulässige Tageskalorienmenge bei einem wechselnd gestalteten Speiseplan zu bestimmen. Weiterhin ist auf reichliche, möglichst kalorienarme Flüssigkeitszufuhr zu achten. Zur Selbst- und Fremdkontrolle muß ein Ernährungsprotokoll geführt werden, welches durch die Eintragungen des täglichen Körpergewichts zu ergänzen ist. Mit einer solchen, im Kalorienlimit strengen, aber sonst eher liberalen Ernährungsweise, werden die Kinder freigehalten von einseitigen Ernährungszwängen, und auch ihr Tagesablauf bleibt relativ flexibel, ihre Motivation wird damit nicht überfordert.

Bewegungstherapie

Wenn auch die diätetisch erzwungene Negativierung der Energiebilanz im Mittelpunkt unserer Bemühungen steht und mit ihr Erfolg und Mißerfolg der Adipositasbehandlung gegeben ist, so ist dieses Verfahren doch durch weitere ergänzende Maßnahmen zu vervollständigen. Die meist vorhandene eklatante Bewegungsarmut adipöser Kinder erfordert die Eingliederung in ein festes Sport- und Übungsprogramm. Dazu gehören konsequent durchgeführte körperliche Übungen im häuslichen Milieu und letztlich die Überführung des

Patienten in ein Sportprogramm, welches am besten in Jugendgruppen von Sportvereinen durchgeführt werden kann. Kreislaufintensive körperliche Betätigungen wie Laufen, Spielen, Radfahren und Schwimmen sind dabei zu bevorzugen.

Das ganze Spektrum der Kneippschen Physiotherapie mit Wechselgüssen und Kaltgüssen, eventuell unterstützt durch Unterwassermassagen, gehört ebenfalls in den Behandlungsplan eingefügt. Die Vielgestaltigkeit einer solchen Therapie vermeidet es, daß es zu monotoner Routine kommt, und bietet dem adipösen Kind stets neue Motivation.

Ordnungstherapie

Die psychische Betreuung und Führung des adipösen Kindes im Sinne einer Ordnungstherapie ist nur sinnvoll und möglich, wenn es gelingt, das familiäre Umfeld mit in die Bestrebungen einzubeziehen. Nur bei entsprechender Motivation des Patienten, aber auch der Eltern und Geschwister, gelingt es, nachteilige Eßgewohnheiten zu korrigieren, frustrierende Situationen und konfliktträchtige Konstellationen zu beseitigen, die zu einer oralen Ersatzbefriedigung durch Essen führen können. Tadel und Ermahnung einerseits, Anerkennung und Belohnung andererseits geben den betroffenen Kindern Anreiz zu weiterer Eßdisziplin.

ZUSAMMENFASSUNG

Zusammenfassend betrachtet eignen sich somit zur Therapie der kindlichen Adipositas in erster Linie Verabreichung einer kalorienreduzierten Mischkost, eine intensive Bewegungs- und Sporttherapie, ergänzt durch physiotherapeutische Maßnahmen wie Kneippsche Hydrotherapie und Psychotherapie als unterstützende und motivierende Einflußnahme. Weniger sinnvoll und ungeeignet sind operative Verfahren, medikamentöse Maßnahmen wie Appetitzügler, totale Nahrungsrestriktion und einseitige Nährstoffreduktion, auch die Psychotherapie allein ist unzureichend.

Die Prognose der Adipositas ist weniger an kurzzeitig erreichten Gewichtsabnahmen zu messen, als an ihren Langzeitergebnissen. Ein Teil der adipösen Kinder ist aufgrund der persönlichen Motivation und der Mitarbeit ihres familiären Umfeldes durchaus imstande, das Körpergewicht auch auf Dauer in Normbereichen zu halten, um im Erwachsenenalter auftretenden Risiken wie Diabetes mellitus, Hypertonie und Arteriosklerose zu entgehen. Die nicht seltenen Fehlschläge haben verschiedene Ursachen. Dazu gehören nicht zu überwindende körperliche Inaktivität, weitgehender Abschluß des Längenwachstums bei hochgradiger Adipositas, genetische und Stoffwechseldefizite, Persönlichkeits- und Intelligenzstörungen sowie ungeeignetes Familienmilieu. Ein Teil der Patienten scheidet erfahrungsgemäß schon relativ früh aus solchen Therapieprogrammen aus, da sie den erheblichen Ansprüchen nicht gewachsen sind. Für alle Kinder, die sich einer Adipositasbehandlung unterziehen, ist eine Langzeitüberwachung der Gewichtsentwicklung erforderlich, um zu wirklich bindenden Aussagen über Erfolg oder Nichterfolg des Therapieprogramms zu kommen. In einem solchen Zusammenhang wäre auch die Frage eines Screenings der Hyperlipoproteinämie (Messung der Blutfettwerte) aufzuwerfen, um gerade den Patienten, die aufgrund der Familienanamnese und der Klassifikation des Lipoproteinmusters – also der Cholesterinvarianten – eine erhöhte Gefährdung aufweisen, eine besonders intensive Betreuung zukommen zu lassen. Ganz ohne Zweifel ist der Pädiatrie mit der zahlenmäßigen Zunahme adipöser Kinder ein wesentliches Aufgabengebiet zugewachsen, das teils in ambulanter, teils auch in stationärer Kurbehandlung bewältigt werden muß und im Spektrum präventiver Medizin einen hohen Stellenwert hat. Darüberhinaus wird erkennbar, daß das von Sebastian Kneipp angebotene Naturheilverfahren den therapeutischen Anforderungen weitgehend gerecht wird.

ABHÄRTUNG UND INFEKTE

Abhärtungsbemühungen haben das Ziel, das Abwehrsystem der Kinder zu stärken. Ihre Infektanfälligkeit soll herabgesetzt werden.

DIE BANALEN INFEKTE

Was verstehen wir unter Infektanfälligkeit? Wir verstehen darunter eine überdurchschnittliche und langfristige Häufung sogenannter banaler Infekte. Sie betreffen in erster Linie die oberen, aber auch die tieferen Luftwege. Es kommt zu Entzündungen der Nasenschleimhaut, des Rachens, des Kehlkopfs, der Luftröhre. Tiefere Abschnitte der Luftröhre können ebenfalls betroffen sein, dann entstehen Krankheitsbilder wie Bronchitis oder Entzündungen von Lungenbezirken. Meist wird vermehrt Schleim produziert, es kommt zu Husten oder zu Bronchialspasmen und zu Atembehinderungen. Dann ist aus einem zunächst banalen Infekt eine ernstere Erkrankung geworden. Nicht selten wird auch das Mittelohr in solche katarrhalische Entzündungsvorgänge einbezogen. Ob man wiederkehrende Infektionen des Darmes oder der Harnwege noch als banalen Infekt einordnen darf, ist umstritten. Es hängt wesentlich vom Schweregrad und von der Dauer solcher Beschwerden ab. Mit dem Problem der Infektanfälligkeit wird man in der kinderärztlichen Sprechstunde sehr häufig konfrontiert. Besorgte Eltern sind dann auch mit dem Begriff einer Abwehrschwäche, eines Immundefektes ernsterer Art sehr schnell bei der Hand.

DIE ABWEHRMECHANISMEN DES KÖRPERS

Die Abwehrmechanismen unterliegen aber einem Reifungsprozeß. Dies läßt sich an Quantität und Qualität der Immunglobuline nachweisen. Das sind Eiweißkörper, welche Schutzfunktionen gegen Krankheitserreger und deren Giftstoffe, also gegen Viren, Bakterien, Pilze usw. haben. Sie sind im Blut, im Gewebe und auf Schleimhäuten vorhanden. Das Neugeborene bekommt sie von der Mutter noch vor der

Geburt übertragen. Dieser sogenannte Nestschutz stellt eine Leih-
immunität dar. Sie entspricht in ihrer Qualität der Immunität der
Mutter. Leider verliert sich diese
Immunität in den ersten Lebensmonaten, und das Kind ist dann
auf die Eigenproduktion solcher
Immunstoffe angewiesen. Erst gegen das 15. Lebensjahr hin wird
ihre volle Leistungshöhe erreicht.
Neben dieser humoralen Sparte
der Abwehrkräfte gibt es aber
noch viele weitere Faktoren, die
bei der Abwehr von Infektionen
eine Rolle spielen. Es sind Kör-
perzellen wie Makrophagen
(Freßzellen), T-Lymphozyten mit
ihren Untergruppen, also den
Helfer-, Killer- und Supressorzel-
len. Zellprodukte wie die Inter-
leukine 1–6, Interferone und das
Komplement gehören zu den
wichtigsten Abwehrkräften. Fast
mit jedem Jahr gewinnen wir
neue Erkenntnisse über das
Funktionieren der körpereigenen
Abwehr und decken die enge und
vielfache Vernetzung des Immunsystems weiter auf. Es liegt auf
der Hand, daß ein so komplizier-
tes System eine Zeit zur Reifung
erfordert, bevor es durch Reaktion und Gegenreaktion in einer
bestimmten Bandbreite gehalten,
seine volle Wirksamkeit entfalten
kann.

INFEKTHÄUFIGKEIT IN ABHÄNGIGKEIT DES ALTERS

Es wundert also nicht, daß die
Häufigkeit der banalen Infekte
und deren Verarbeitung vom Rei-
fegrad des Immunsystems und
damit auch vom Lebensalter des
Kindes abhängt. Wir werden in
eine Umwelt geboren, in welcher
uns eine Unzahl mehr oder min-
der gefährlicher Erreger wie Bakterien und Viren umgibt. Gegen
jede Erregerart müssen wir sogenannte spezifische, schützende
Antikörper bilden. Der Organismus lernt, sich gegen die Angrei-
fer zu wehren. Dies ist ein ganz
natürlicher Vorgang, dem wir alle
unterworfen waren und wohl
noch tagtäglich sind. Bei manchen Kindern geht dieser Kampf
mit stürmischen Begleiterschei-
nungen, also Krankheitssympto-
men einher, bei anderen verläuft
er eher still und fast unbemerkt.
Dies hängt ab vom Erreger und
der augenblicklichen Verfassung
des Immunsystems des betroffenen Kindes. Die Erfahrung zeigt,
daß sieben bis zwölf Infektepiso-
den pro Jahr bei sonst gesunden
Kindern nichts Außergewöhnli-
ches darstellen. Mit zunehmendem Alter geht die Zahl der Infekte dann zurück.

Infekthäufigkeit		
Alter (in Jahren)	Mittlere Anzahl pro Jahr	obere Grenze
1	6,1	11,3
1– 2	5,7	11,7
3– 4	4,7	10,5
5– 9	3,5	8,7
10–14	2,7	7,2

Es gibt Höhepunkte der Exposition (Erregern ausgesetzt sein) wie Eintritt in Kindergarten und Schule oder Unterbringung in Heimen und Ferienlagern. Dort werden die Keime ausgetauscht und verbreitet. Auch jahreszeitliche Bedingungen spielen eine Rolle. In den Herbst- und Wintermonaten sind banale Infekte häufiger. Überstandene Krankheiten, wie z. B. Masern, setzen die Abwehrkräfte für einige Zeit herab. In der Rekonvaleszenz sind die Kinder besonders anfällig. Echte Immundefekte im Sinne der von der WHO erstellten Kriterien sind dagegen eine Seltenheit, und nur in 0,16 Promille aller Lebendgeborenen zu finden. Immerhin gibt es aber eine Gruppe von Kindern (etwa 5% aller Kleinkinder), bei welchen Infekte besonders schwer verlaufen oder sonst harmlose Keime pathogen wirken. Auch kann die Infektanfälligkeit einmal familiär gebunden auftreten. Diese Kinder scheinen immerhin verdächtig, echt abwehrschwach zu sein. Ihr Immunstatus ist pädiatrisch abklärungsbedürftig. Wird stets nur ein Organ, wie z. B. der Harn-

wegstrakt befallen, ist dieses auf seine normale Beschaffenheit zu überprüfen. Auch maskierte allergische Reaktionen gilt es auszuschließen.

DIE ÜBERÄNGSTLICHEN ELTERN

In der Mehrzahl der Fälle haben wir es aber mit an sich gesunden, mehr oder weniger infektanfälligen Kindern zu tun und insbesondere mit deren überängstlichen Eltern. Diese gilt es in erster Linie zu überzeugen, daß Auseinandersetzungen mit echten oder fakultativ pathogenen Keimen eine Grundbedingung des menschlichen Lebens sind, daß eine Expositionsprophylaxe nur in den seltensten Fällen und nur kurzfristig sinnvoll ist. Wir müssen ihnen erklären, daß ihr Kind mit einem funktionierenden Abwehrsystem ausgestattet ist, das es durchaus befähigt, mit den meisten Krankheitserregern fertig zu werden.

VIRUSINFEKTIONEN

Die Mehrzahl der sogenannten banalen Infektionen, die mit entzündlichen lokalen Veränderungen im Bereich der oberen oder tieferen Luftwege und mehr oder weniger stark ausgeprägten Störungen des Befindens verbunden sind, wird durch Viren ausgelöst (Rhino-, Parainfluenza-, R.S.-, Echo-, Adeno-, Influenza-Viren). Ähnliches gilt für Darmkrankheiten mit Astro- und Rotaviren. Diese Virusinfektionen sind einer wirkungsvollen Behandlung mit Antibiotika nicht zugänglich. Auch eine Schutzimpfung ist bislang nur gegen Influenza- und Parainfluenzaviren möglich. Die Neigung zu schnellem Wechsel dieser Grippe- und Para-Grippe-Viren durch Mutation (genetische Veränderungen) zwingt jeweils zur Anpassung des Impfstoffs.

Dadurch werden häufig wiederholte Grippeimpfungen notwendig, die wiederum zu Unverträglichkeitserscheinungen führen können. Durch Grippeschutzimpfungen kann man also die Zahl der banalen Infekte nur teilweise und unvollkommen beeinflussen. Es bleibt somit weitgehend dem kindlichen Organismus überlassen, sich mit diesen oben erwähnten Viren erfolgreich auseinanderzusetzen. So ergibt sich gerade hier eine sinnvolle Einsatzmöglichkeit der Kneippschen Heilmethoden.

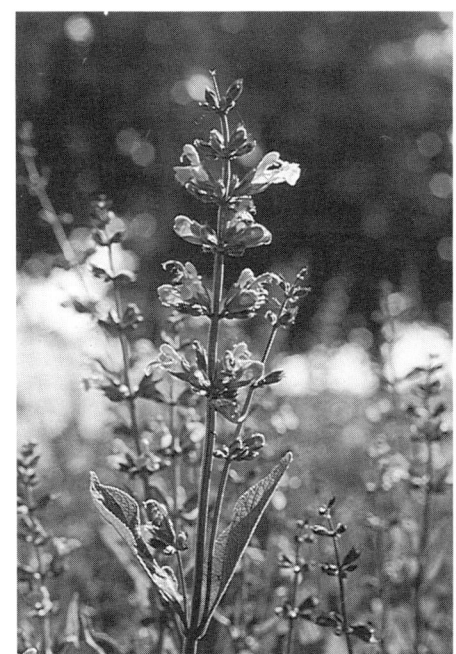

Salbei hat sich zur Behandlung von Racheninfektionen bewährt.

Phytotherapie
Ist es zur manifesten Erkrankung gekommen, verschaffen wir dem Kinde Linderung durch Hals- oder Brustwickel und durch Inhalationen und Spülungen des Rachens mit phytotherapeutischen Substanzen (Salbei, Thymian, Kamille, Lindenblüten).

Hydrotherapie
Die oft hohen Körpertemperaturen können durch Wärmeentzug, also durch Waschungen, Wadenwickel und Abkühlungsbäder gesenkt werden. In erster Linie jedoch liegt auch hier in der Prävention, in der Abhärtung, der Schwerpunkt des Kneippschen Systems.
Durch Hydrotherapie erreichen wir ein Training der Gefäßreak-

82

tionen, speziell im Gebiet der Haut, aber auch in den inneren Organen. Die Durchblutungsverhältnisse werden dadurch den jeweiligen Erfordernissen besser angepaßt. Einerseits wird Unterkühlung vermieden, andererseits die Durchblutung bei Bedarf gefördert. Das endokrine (Drüsen-) System, insbesondere im Bereich der von der Nebenniere produzierten Hormone (Cortisol und Adrenalin), welches in Streßsituationen gefordert wird, ist den Ansprüchen im Krankheitsfall dann besser angepaßt. Und letztlich finden sich in unserer Haut, der ja nicht nur eine mechanische Barrierefunktion zukommt, auch immunkompetente Zellen, wie z. B. die Keratinozyten, die zahlreiche, zur Infektabwehr benötigte Zellprodukte abgeben. Die ebenfalls dort vorhandenen Langerhansschen Zellen spielen bei der sogenannten Antigenpräsentation, bei der Präsentation des Interleukins, eine Rolle und stimulieren die wichtigen T-Zellen. Es darf angenommen werden, daß ein gesundes, gut durchblutetes Hautorgan seinen immunologischen Funktionen in zufriedenstellendem Ausmaße nachzukommen vermag. Ebenso hat uns die Erfahrung gelehrt, daß Kinder mit sportlichen Aktivitäten, insbesondere wenn diese sich im Freien abspielen, wesentlich weniger unter banalen Infekten zu leiden haben.

Ernährung

Eine gesunde und vitaminreiche Ernährung ist in hohem Ausmaß zum Aufbau einer Infektabwehr förderlich. Dies verwundert nicht, wenn man sich überlegt, daß 90% der immunkompetenten Zellen des Organismus im Bereich des Darmes angesiedelt sind. Zahlreiche spezielle Rezeptionsstellen in der Schleimhautoberfläche des Verdauungstraktes sind imstande, Erreger und Allergene aufzunehmen, führen sie den immunologisch wichtigen Organen (den Peyerschen Plaques) und den mesenterialen Lymphknoten (Lymphknoten im Darmgekröse) zur immunologischen Verarbeitung zu. Dort findet eine sehr intensive Auseinandersetzung mit Krankheitserregern statt.

Weiterhin gibt es eine Anzahl pflanzlicher Stoffe, Glykoproteine und Polysaccharide, zusammengefaßt unter dem Begriff der Lectine, denen wir eine Wirkung auf das Immunsystem zuschreiben dürfen. Sie sind enthalten in Kamille, Eibisch, Arten des Sonnenhutes, Algen und anderen mehr. Bei diesen Pflanzengruppen dürfen wir in erster Linie mit einer Phagozytosesteigerung, also einem verstärkten Einschließen von Erregern in Abwehrzellen des Körpers rechnen. Andere Phytopharmaka haben mitogene, also zellteilungsfördernde Eigenschaften, was besonders die Lymphzellenproliferation, die zahlenmäßige Zunahme dieser

wichtigen Immunzellen fördert.
Dies gilt z. B. für Eleutherococcus
senticosus, Panax Ginseng, Quillaja saponaria. Diese Phytopharmaka haben allesamt unspezifische immunsteigernde Effekte.

Ordnungstherapie

Als letztes sei noch die alte kinderärztliche Erfahrung eingebracht, daß Kinder mit ausgeglichener Psyche, in harmonischem Milieu heranwachsend, weniger schwer und häufig erkranken als solche, die erheblichen Streßbelastungen ausgesetzt sind. Dies gilt besonders, wenn solche Streßsituationen über längere Lebensabschnitte reichen, was zur Erschöpfung führt und normalen Streßabbau blockiert.

MANDELENTZÜNDUNG UND MANDELOPERATION

Im Zusammenhang mit der Häufigkeit der banalen Infekte wird immer wieder die Frage nach dem Nutzen oder der Notwendigkeit der Tonsillektomie, der operativen Entfernung der Mandeln, gestellt. Es handelt sich hier um lymphoepitheliale Gewebe im Bereich des lymphatischen Rachenringes, zu welchem neben den Gaumenmandeln auch die sogenannten Adenoide, also die Rachenmandeln gehören. Wie ein Schwamm mit tiefen Kratern und Höhlen und großer Oberfläche nehmen sie Allergene und Krankheitserreger aus den Eintrittspforten Mund und Nase auf und setzen sich mit diesen immunologisch, teils mit unmerklich leichten, teils stürmisch schweren Entzündungserscheinungen, auseinander. Die Frage muß gestellt werden, ob ihr jeweiliger Zustand für das Kind schädigend wirken kann. Diese Organe können einmal hypertrophieren, also übermäßig wuchern und zu einem Schluck- und Atemhindernis werden. Letzteres gilt besonders für die Adenoide, die Rachenmandeln, durch die Nasenatmung und Belüftung des Mittelohres behindert werden können. Ihre Größe und das Volumen des oberen Rachenraumes sind Faktoren, die in die Indikationsstellung zur Adenotomie eingehen müssen. Hartnäckige Mittelohrergüsse und wiederkehrende Entzündungen des Mittelohres können durch große Adenoide gefördert werden. Ist dies der Fall, sollten die Rachenmandeln entfernt und wenn nötig der Paukenhöhlenerguß abgeleitet werden. Der Verlust an immunkompetentem Gewebe wiegt hier weniger.

Anders ist die Indikation zur Entfernung der Gaumenmandeln zu beurteilen. Sie sollten nur bei Behinderung der Atmung durch extreme Vergrößerung, was eher selten ist, entfernt werden. Auch das Versagen dieser Mandeln kann vorliegen. Sie werden für Keime durchlässig. Diese können in die Umgebung eindringen und dort bis zur Abszeßbildung führen, oder es entsteht eine häufige Einsaat von Erregern in die Blutbahn. Diese mehr oder weniger nutzlos gewordenen Mandeln, meist verbunden mit vier bis fünf eitrigen Mandelentzündungen pro Jahr und einhergehend mit Krankheitsgefühl und hohem Fieber, stellen ebenfalls eine Indikation zur operativen Entfernung dar.

Die Herdinfektion, früher sicher zu häufig vermutet, als chronisch entzündlicher Herd mit Toxinstreuung, kommt eher im Erwachsenenalter vor. Die Indikation zur Tonsillektomie sollte erst nach Ausschluß anderer Herde gestellt werden. Im Rahmen der vielen banalen Infekte der oberen und tieferen Luftwege spielen die Gaumenmandeln ursächlich keine so überragende Rolle, ja sie üben eher eine Schutzfunktion am Eingang der Atemwege aus. Aus diesem Grunde stellen wir die Indikation zu ihrer Entfernung sehr streng und legen weit größeren Wert auf Abhärtungsmaßnahmen, wie sie im Kneippschen Naturheilverfahren mit dem Ziele erhöhter Infektresistenz und unspezifischer Immunsteigerung angeboten sind.

ZUSAMMENFASSUNG

Zusammenfassend läßt sich sagen, das komplexe Kneippsche System läßt sich auch zur Bewältigung und Verhütung zahlreicher banaler Infekte, die sich in erster Linie im Bereiche der Luftwege, aber auch im Darm und den ableitenden Harnwegen abspielen, vorzüglich einsetzen. Die von Kneipp empfohlenen Maßnahmen haben eine unspezifische Immunstimulation zum Ziele:
1. Eine Stärkung der Barrierefunktion der Haut und der Schleimhäute.
2. Eine Stimulation der Makrophagenaktivität (Freßzellen).
3. Eine vorübergehende Ankurbelung der Interferonproduktion.
4. Eine Zunahme der Immunglobuline, insbesondere des sekretorischen Immunglobulins A.
5. Die Aktivierung von T- und B-Lymphozyten.

Man muß sich darüber im klaren sein, daß das Abwehrsystem des Kindes in Reifung seiner Funktionen begriffen ist und durch Reaktion und Gegenreaktion in einer gewissen Bandbreite gehalten wird. Das Ziel ist es, diese physiologische Bandbreite zum Positiven hin auszuweiten und voll zu nützen. Wir wollen insgesamt die Kinder widerstandsfähiger gegen alle denkbaren Infekte machen. Hierzu gehören auch Schutzimpfungen, gezielt gegen Tuberkulose, allgemein gegen

Masern, Diphterie und Starrkrampf, Mumps und Röteln sowie gegen Hämophilus influenzae B, in Sonderfällen gegen Tropenkrankheiten, Hepatitis B, Frühsommer-Meningo-Enzephalitis (durch Zeckenbiß), Windpocken und Pneumokokken, die Auslöser der Lungenentzündung.

Auch hier steht das Kneippsche Heilsystem nicht im Gegensatz zu schulmedizinischen Maßnahmen, sondern vermag diese zu ergänzen. Dies gilt auch für den manchmal unvermeidlichen Einsatz von Antibiotika, der bei bakteriellen Infekten mit ernsteren Symptomen oder möglichen schweren Folgen angezeigt sein kann. Dies betrifft z. B. Anginen mit hämolysierenden Streptokokken der Gruppe A, Hämophilus-influenzae-Infektionen mit Epiglottitis und eventuell Meningitis (Hirnhautentzündung), sowie Mykoplasmen, jener Ursache der atypischen Pneumonie. Es sind dies Krankheiten, die sich zunächst einmal durchaus unter dem Symptombild eines vermeintlich banalen Infektes verbergen können und die differentialdiagnostisch davon abgegrenzt werden müssen.

HALTUNGSSCHWÄCHE
HALTUNGSSCHÄDEN

Haltungsschäden werden in zunehmendem Maß bei Kindern und Jugendlichen diagnostiziert. Als Ursachen werden genannt:
1. Eine allgemeine Zunahme des Längenwachstums (Akzeleration), mit welchem die Muskelkraftentwicklung nicht Schritt hält.
2. Die fortschreitende Bewegungsarmut mit einseitig statischer Belastung durch Sitzhaltung in Schule, Freizeit und in Transportmitteln.
Weniger häufig sind primäre Wirbelsäulenerkrankungen oder solche als Folgen von Fehlhaltungen. Hier handelt es sich dann um echte Fehlformen. Es darf nicht übersehen werden, daß die unterschiedlichen Rückenformen großteils genetisch bedingt sind und des weiteren, daß in unterschiedlichen Entwicklungsphasen des Kindes die muskuläre Leistungsfähigkeit und Koordination, die den Einflüssen der Schwerkraft entgegenwirken soll, sehr variiert. Dies macht die Beurteilung von Haltungsschwächen so schwierig. Sie müssen von echten Fehlhaltungsschäden abgegrenzt werden. Aus diesen Überlegungen folgt, daß die Untersuchung des Bewegungsapparates auf Haltungsschwäche und/oder Fehlhaltungen sehr sorgfältig und unter Berücksichtigung individueller Faktoren, wie Veranlagung, Körperbau, Bewegungsmuster, neuromuskuläre Entwicklungsphase und Lebensweise, geschehen sollte. Immerhin gibt es teils einfache, teils umfassendere Untersuchungsgänge zur Abklärung dieser Probleme. Wir beurteilen einmal die habituelle Haltung, d. h. die Haltung, die durch den Ruhetonus der Rückenstreckmuskulatur, der vorderen Rumpfmuskulatur und Muskelgruppen, die für die Beckenneigung verantwortlich zeichnen, bestimmt ist. Die aktive Haltung wird von der Leistungsfähigkeit der Muskulatur bestimmt, welche die Rumpfaufrichtung vornimmt und unterhält. Haltung wird in erster Linie durch die Koordination der Rumpfmuskulatur bestimmt. Eine einfache und aussagekräftige Untersuchung ist der Armvorhaltetest. Bei aktiv aufgerichteter Stellung werden die Arme horizontal nach vorne gehalten. Bei Haltungsschwäche sinkt der Rücken innerhalb von 30 Sekunden in Ruhehaltung zurück. Ein weiterer Hinweis auf muskuläre Haltungsschwäche ist das so-

genannte Flügeln des Schulter-
blattes.

VORBEUGUNG DURCH BEWEGUNGSTHERAPIE

Das Ziel der Therapie ist letztlich, Fehlhaltungen vorzubeugen,
die zu den sattsam bekannten
Rückenbeschwerden Erwachsener führen. Das Kneippsche System bietet in seiner Form der
früh einsetzenden Bewegungstherapie Möglichkeiten, schon im
Kleinkindalter die Koordination
der Muskelaktivität zu stärken.
Liegt eine Haltungsschwäche vor,
läßt sich sinnvoll ein tägliches
Haltungstraining, etwa durch
Turnübungen, wie sie für verschiedene Altersstufen von der
Deutschen Rheumaliga (Adresse
siehe Anhang) empfohlen werden, einbauen. Hydrotherapeutische Anwendungen in Form der
Wechselgüsse von Rücken und
Schultern oder auch Vollgüsse,
sorgen für eine bessere Durchblutung dieser Körperareale. Die
Gestaltung des Tagesablaufes mit
Reduzierung der im Sitzen ver-
brachten Zeit oder auch die
Benützung orthopädisch richtig
gestalteter Schulmöbel ist weiterhin von Wichtigkeit. Auch eine
dem Wachstumsalter angepaßte
Ernährung spielt eine Rolle,
denn nicht zuletzt in seiner Kör-
perhaltung spiegelt sich das Ge-
samtbefinden des Kindes wider.

KONZENTRATIONSMANGEL
HYPERAKTIVITÄT

In zunehmendem Maße wird über Mangel an Konzentrationsfähigkeit bei Kindern geklagt, und oft ist dieses Aufmerksamkeitsdefizit mit motorischer Unruhe, einem fast zwanghaften Bewegungsdrang verbunden. Diese Kinder stellen in Schule und Familie einen ernsthaften Störfaktor dar, ganz abgesehen davon ist auch ihre persönliche Leistungsfähigkeit beeinträchtigt. Als Ursache dieser Verhaltensanomalie werden ganz unterschiedliche Faktoren beschuldigt.

DIE URSACHEN

Einmal werden Ernährungsweise mit Überangebot von Phosphaten oder Zucker und Zusatzstoffen, zum anderen Nahrungsmittelallergien ursächlich vermutet. Wiederum spielen Teilleistungsschwächen von Gehirnfunktionen, Zuckerstoffwechselstörungen bestimmter Hirnareale oder andere minimale zerebrale Dysfunktionen eine Rolle, und nicht zuletzt müssen Gegebenheiten wie Erziehungsfehler, familiäre Umwelt, Reizüberflutung und Überforderung oder ähnliche belastende Momente in Betracht gezogen werden.

Es liegt auf der Hand, daß man bei einem derartigen Verhaltensphänomen, bei welchem die Grenze zum Normalen hin nur unscharf gezogen werden kann, von einem multifaktoriellen Geschehen sprechen darf. Dies dürfte wohl auch der Realität am ehesten gerecht werden. Zugleich ergibt sich daraus auch die Notwendigkeit, jeden Einzelfall streng individuell zu untersuchen und zu beurteilen, um Ansatzpunkte zur Therapie in richtiger Gewichtung zu ermitteln. Diagnostische Hilfsmittel sind Schemata, wie sie zum Beispiel in Form der von Connors aufgestellten Tabellen für Verhaltensweisen in Schule und in häuslicher Umgebung vorliegen. Anamnese und körperliche Untersuchung zum Ausschluß von funktionellen Leistungsdefiziten und Erkrankungen müssen ergänzt werden durch eine recht sorgfältige Situationsanalyse des Kindes in Schule, vor allem aber in der Familie und in den Lebensgewohnheiten derselben.

Die neuerdings vorhandene, exakte langzeitliche Vermessung körperlicher Aktivitäten zeigt einen mehrfach gesteigerten Bewegungsdrang bei Kindern sehr aktiver Eltern. Die Vielzahl der als Ursache dieser Verhaltensstörung angeschuldigten Gegebenheiten verpflichtet uns aber zu einer sehr kritischen Betrachtungs- und Bewertungsweise. Sehr oft wird ein Trend zu monokausaler Beurteilung, besonders was Ernährungsfaktoren angeht, speziell bei den Eltern erkennbar, und andere, oft gewichtigere Störungsmomente fallen der Verdrängung anheim.

DIE BEHANDLUNG

Ein breit angelegtes Therapiesystem, wie es das Kneippsche Naturheilverfahren darstellt, bietet zumindest verschiedene Ansatzpunkte. Es kommt die darin verankerte vermehrte körperliche Bewegung dem hyperaktiven Kinde entgegen und läßt sich als Versuch betrachten, seinen ungeordneten Bewegungsdrang zu kanalisieren und unter Kontrolle zu bringen. Die empfohlene Ernährungsweise mit einer vollwertangereicherten Mischkost reduziert den Verzehr von Zusatzstoffen und Zucker und bewahrt vor diätetisch einseitig ausgerichteten Kostformen.

Hydrotherapie
Hydrotherapie über längere Zeit stets pünktlich und regelmäßig durchgeführt, insbesondere in Form von kurzen Güssen oder abendlichen Bädern, führt zu einer Harmonisierung vegetativer Regulationen bis hin zum besseren Schlafverhalten des Kindes.

Ordnungstherapie
Von entscheidender Bedeutung sind aber ordnungstherapeutische Gesichtspunkte, die hier konsequent zur Anwendung kommen müssen. Wichtig ist eine liebevolle, aber konsequente Führung ohne jegliche Schuldzuweisung. Feste Regeln sind für Tagesablauf und Verhalten festzulegen, und tägliche Diskussionen über ihre Einhaltung dürfen nicht stattfinden. Die Forderungen an das Kind müssen genau definiert werden und dürfen sein Leistungsvermögen nicht übersteigen. Der Tagesplan mit Zeiten für Bewegung und eingebauten hydrotherapeutischen Maßnahmen ist konsequent, ja fast starr einzuhalten. Dies gilt auch für die Erledigung der Hausaufgaben. Bestehen besondere Reibungspunkte, sind diese nach Möglichkeit auszumerzen. Die Umwelt sollte eher reizarm gestaltet werden. Einerseits gilt es, das Kind zur Verantwortung zu erziehen, seine Leistungen sollen andererseits auch anerkannt und belohnt werden.

Phytotherapie

Unterstützend können Phytotherapeutika in Form von Melisse, Hopfen oder Baldrian sowohl als Badezusatz wie auch als Medikamente am Abend eingesetzt werden. Die Erfahrungen, die mit einer so ganzheitlich ausgerichteten, allerdings auch sehr anspruchsvollen Therapie gemacht werden, sind in vielen Fällen erfreulich gut. Es gelingt damit immer wieder, den manchmal als problematische Notlösung zu betrachtenden Einsatz von Psychopharmaka zu vermeiden.

LEIDEN AUS DEM
FORMENKREIS DER ALLERGIE

Heuschnupfen, Asthma bronchiale, Neurodermitis und Nahrungsmittelallergien stehen zur Zeit im Mittelpunkt des Interesses. Eine Zunahme dieser Leiden, also ein vermehrtes Manifestwerden genetischer Veranlagung zu diesen Erkrankungen dürfte vorliegen, wenn auch keine exakten Statistiken zur Verfügung stehen. Daß die Disposition zu solchen Erkrankungen vererbt wird, geht aus den Familienanamnesen und den schon im Nabelschnurblut des Kindes nachweisbaren erhöhten Immunglobulin-E-Spiegeln (IgE) unzweifelhaft hervor. Unklar ist aber, welche weiteren Faktoren konstitutioneller oder auch äußerlicher Art das Auftreten, die Lokalisation, den Schweregrad und den Verlauf der Allergie im Einzelfall beeinflussen. Im nachstehenden Schaubild sind die verschiedenen Typen dargestellt:

Atopiesyndrome

Rhinitis
Asthma bronchiale
Neurodermitis
Nahrungsmittelallergie

↓

Spezifische IgE-(Reagin)Bildung
falkultativ

+   −

Extrinsic-Typ   Atopische Manifestationen   Intrinsic-Typ

Beeinflussung durch   Beeinflussung
allergologische   durch Kneipp-
Maßnahmen   verfahren

Synergismus beider Therapieformen

DIE BEHANDLUNG

Während sich die Maßnahmen gegen die Allergien in Form von Allergen-Karenz, Hyposensibilisierung nach exakter Allergen-Ermittlung, Verabfolgung diverser Antihistaminika mit dem Ziel der verminderten Freisetzung oder Blockierung von Mediator-Substanzen, wie z. B. Histamin, sowie Verabreichung von Corticosteroiden darstellen, hat das Kneippsche Heilverfahren in erster Linie regulative Vorgänge im Organismus des betroffenen Kindes zum Ziele.

Die Kneipp-Therapie bei Allergien

Es handelt sich dabei um eine günstige Beeinflussung der beta-adrenergen Blockade, der cholinergen Sensitivität, der T-Zellen-Suppressorschwäche und der Hyper-Immunglobulin-E-Bildung. Des weiteren geht es um Verhütung und Beseitigung von Infektionen, Steigerung der Immunleistung, Harmonisierung des neurovegetativen Systems und Beseitigung psychischer Störfaktoren. Letztlich erreichen wir damit auch eine Verbesserung der Barrierefunktion der Haut gegenüber Erregern aller Art und eine bessere Regulation von Lipid- und Schweißsekretion aus der Haut.

Ernährung, Bewegung, Hydrotherapie und Ordnungstherapie bieten hier zahlreiche Möglichkeiten, auf das Geschehen im Organismus bei allergischen Leiden einzuwirken. Der Therapieplan ist in seinen Einzelheiten dabei der entsprechenden Altersstufe des Patienten und seinen konstitutionellen Gegebenheiten anzupassen. Unsere Erfahrung zeigt, daß wir einen positiven Synergismus, ein positives Zusammenwirken und Sich-Steigern zwischen den klassischen allergologischen Therapiemaßnahmen und den konsequent durchgeführten Kneippschen Heilmethoden erwarten dürfen.

Kneipp-Therapie
in der Kur und zu Hause

KURGEMÄSSE BEHANDLUNG
VON KINDERKRANKHEITEN

Wir haben gesehen, daß Kinderkrankheiten ein außerordentlich vielschichtiges Problemfeld sind, sowohl hinsichtlich der Ursachen als auch in bezug auf die Erscheinungsformen (Symptome). Außerdem gibt es keine „Patienten", die individueller therapiert werden müssen als Kinder: Zu unterschiedlich sind die Entwicklungsstadien, zu vielfältig die Krankheitsauslöser, zu unfertig die Leistungen des Organismus. Andererseits haben wir schon gehört, daß der Kinderorganismus besonders reaktiv und empfindlich ist, auch daher ist der fein abgestimmten und vorsichtig dosierten Therapie größte Aufmerksamkeit zu schenken. Bei dieser zu beachtenden Vielfalt sind natürlich auch flexible und vielseitige Therapie-Methoden gefragt. Die Kneipp-Therapie mit ihren feinen Nuancen, der individuellen Ausgestaltung und der gut abstufbaren Reizstärke hält deshalb für präventive, heilende oder nachsorgende Behandlung von Erkrankungen im Kindesalter ein großes Arsenal an Hilfen bereit. Wegen der Komplexität der Probleme um Kinderkrankheiten und wegen der Gefahr, harmlos aussehende Zustände zu unterschätzen, empfiehlt es sich, nicht mit unkritischer Selbsttherapie anzufangen, sondern die bestmögliche Therapie im „Dauertest" zu ermitteln, wie dies unter Anleitung fachkundiger Ärzte im Rahmen einer Heilmaßnahme (Kur) am besten erfolgen kann.

Wir haben innerhalb unseres modernen sozialen „Netzes" ein dreigliedriges Gesundheits-Versorgungssystem:

- ambulante ärztliche Behandlung (Hausarzt, Facharzt),
- stationäre Krankenhausbehandlung (Akutklinik),
- ambulante oder stationäre Kurmaßnahmen zur Vorbeugung, Therapie oder Nachsorge (Rehabilitation).

Gerade bei Kinderkrankheiten mit chronischem Verlauf kommt es auf dauerhafte Behandlung an, weshalb hier die Kurtherapie im Vordergrund steht. Die Kneippkur ist aufgrund ihrer Vielseitigkeit in der Lage, bei nahezu allen Erkrankungen im Kindesalter intensive Therapie zu bieten. Natürlich gilt auch hier, daß eine Kur umso nützlicher sein kann, je früher sie als Start einer dauerhaften Basistherapie in Angriff genommen wird.

DIE FINANZIERUNG VON KNEIPPKUREN

Kneippkuren sind heute in Deutschland von allen Kostenträgern anerkannt, sie werden sowohl als ambulante (offene oder freie) Badekuren als auch in Form stationärer Kuren (Heilverfahren, Anschlußheilbehandlung) bezuschußt oder gänzlich finanziert. Dies gilt im Prinzip genauso für Kinder, die eine Kur brauchen. Allerdings gibt es hier, wenn die Krankenversicherung nicht einspringt, auch zahlreiche andere Kostenträger wie Sozialämter oder karitative Einrichtungen.

Voraussetzung für die Genehmigung und Bezuschussung einer Kinderkur ist eine entsprechende Verschreibung durch den behandelnden Arzt (Hausarzt, Facharzt, Betriebsarzt, Krankenhausarzt). Dann ist darauf zu achten, daß die Kur in einem anerkannten Kneippkurbetrieb absolviert wird: Er muß über eine eigene Kneipp-Badeabteilung mit speziell ausgebildetem Personal verfügen, denn die originale Kneippkur wird immer im Haus selbst, quasi „komplett unter einem Dach" verabreicht. Dabei gibt es Unterschiede hinsichtlich der medizinischen Ausstattung, der Größe und natürlich des Komforts.

Anerkannte Kneippkurbetriebe sind:

Kneippkurklinik und Kneippsanatorium (hier sind Ärzte ständig im Hause). Innerhalb dieser Sparte gibt es hochqualifizierte und moderne Kinderkurkliniken, wie die Kneippsche Kinderheilstätte in Bad Wörishofen, die Lieblingsstiftung des Priesterarztes.

Kneippkurhotel, Kneippkurpension und Kneippkurheim (hier ist freie Arztwahl möglich). In dieser Kategorie ist natürlich darauf zu achten, daß die Betriebe kinderfreundlich sind und über kindergerechte Ausstattung verfügen.

KNEIPPKUREN FÜR VERSCHIEDENE ALTERSSTUFEN

Wie sieht nun eine Kneippkurbehandlung für Kinder aus? Wir haben nachfolgend einige Muster-Kurwochen für eine allgemeintherapeutische, unspezifische Kneippkur zusammengestellt, und zwar untergliedert nach den Altersstufen Kleinkind, Schulkind und Jugendlicher.

KNEIPPKURBEHANDLUNG BEI KLEINKINDERN

Hydrotherapie 1. Woche

	frühmorgens	vormittags	nachmittags
Montag	Oberkörperwaschung	Vollbad (Melisse, Thymian, Rosmarin)	–
Dienstag	Unterkörperwaschung	–	–
Mittwoch	Oberkörperwaschung	Wechselschenkelguß	–
Donnerstag	Unterkörperwaschung	–	–
Freitag	Oberkörperwaschung	Wechselarmguß	–
Samstag	–	–	–

Hydrotherapie 2. Woche

	frühmorgens	vormittags	nachmittags
Montag	Oberkörperwaschung	Vollbad	–
Dienstag	Wechselfußbad	–	–
Mittwoch	Unterkörperwaschung	Heublumensack	–
Donnerstag	Wechselfußbad	–	–
Freitag	Oberkörperwaschung	Vollbad	–
Samstag	–	–	–

Hydrotherapie 3. Woche

	frühmorgens	vormittags	nachmittags
Montag	Wechselfußbad	Vollbad	–
Dienstag	Wechselschenkelguß	–	–
Mittwoch	Wechseloberguß	Heublumensack	–
Donnerstag	Wechselschenkelguß	–	–
Freitag	Wechselfußbad	Vollbad	–
Samstag	–	–	–

Hydrotherapie 4. Woche

	frühmorgens	vormittags	nachmittags
Montag	Wechselfußbad	Vollbad	–
Dienstag	Wechselschenkelguß	–	–
Mittwoch	Wechselfußbad	Heublumensack	–
Donnerstag	Wechseloberguß	–	–
Freitag	Kniehuß	Vollbad	–
Samstag	–	–	–

Hydrotherapie 5. Woche

	frühmorgens	vormittags	nachmittags
Montag	Wechselfußbad	Vollbad	–
Dienstag	Wechselschenkelguß	–	–
Mittwoch	Wechseloberguß	Heublumensack	–
Donnerstag	Wechselfußbad	–	–
Freitag	Wechseloberguß	Vollbad	–
Samstag	–	–	–

Die hydrotherapeutischen Anwendungen beginnen vorsichtig (einschleichend) mit Waschungen in der ersten Woche und steigern sich dann langsam zu stärkeren Güssen. Es fällt auf, daß nur frühmorgens und im Laufe des Vormittags Hydrotherapie verabreicht wird. Dies liegt daran, daß der Nachmittag nach ausgiebiger Mittagsruhe ausschließlich der Bewegung, dem Spiel – möglichst an frischer Luft – vorbehalten ist.

Als Ergänzung kommen je nach Indikation (z. B. bei Atemwegsinfekten) Inhalationen mit Natursole hinzu. Jeden Abend dürfen die Kinder dann noch jeweils eine Minute Wassertreten, was das Einschlafen erleichtert. Die Mittagsruhe wird zwischen 12 und 14 Uhr als Liegekur eingehalten. Als Ernährungsvorgabe wird Mischkost mit Vollwertanteilen vorgezogen.

KNEIPPKURBEHANDLUNG BEI SCHULKINDERN

Hydrotherapie 1. Woche

	frühmorgens	vormittags	nachmittags
Montag	Wechselfußbad	Vollbad(Melisse, Rosmarin, Thymian, Fichtennadel, Heublumen)	–
Dienstag	Wechselkniguß	–	–
Mittwoch	Wechselfußbad	Heublumensack	–
Donnerstag	Wechselarmguß	–	–
Freitag	Wechselfußbad	Vollbad	–
Samstag	–	–	–

Hydrotherapie 2. Woche

	frühmorgens	vormittags	nachmittags
Montag	Wechselfußbad	Vollbad	–
Dienstag	Wechselschenkelguß	–	–
Mittwoch	Wechseloberguß	Heublumensack	–
Donnerstag	Wechselschenkelguß	–	–
Freitag	Wechselfußbad	Vollbad	–
Samstag	–	–	–

Hydrotherapie 3. Woche

	frühmorgens	vormittags	nachmittags
Montag	Wechselfußbad	Vollbad	–
Dienstag	Schenkelguß	–	–
Mittwoch	Wechseloberguß	Heublumensack	–
Donnerstag	Schenkelguß	–	–
Freitag	Oberguß	Vollbad	–
Samstag	–	–	–

Hydrotherapie 4. Woche

	frühmorgens	vormittags	nachmittags
Montag	Wechselfußbad	Vollbad	–
Dienstag	Schenkelguß	–	–
Mittwoch	Oberguß	Heublumensack	–
Donnerstag	Schenkelguß	–	–
Freitag	Oberguß	Vollbad	–
Samstag	–	–	–

Hydrotherapie 5. Woche

	frühmorgens	vormittags	nachmittags
Montag	Schenkelguß	Vollbad	–
Dienstag	Oberguß	–	–
Mittwoch	Unterguß	Heublumensack	–
Donnerstag	Oberguß	–	–
Freitag	Schenkelguß	Vollbad	–
Samstag	–	–	–

Kinder in diesem Alter vertragen schon kräftigere hydrotherapeutische Reize und Heißanwendungen wie den Heublumensack.

Auch in diesen Kurplänen sind die Nachmittage ganz frei von Anwendungen, sie sind für Sport und Spiel freigehalten, damit sich die Kinder an frischer Luft möglichst ausgiebig bewegen. Als Ergänzung sind bei entsprechender Indikation ebenfalls Inhalationen möglich.

Wassertreten (1 Minute) am Abend, etwa eine halbe Stunde vor dem „Zapfenstreich", gehört ebenso zum Programm wie tägliches Schwimmen. Die Mittagsruhe als Liegekur ist ebenfalls zwischen 12 und 14 Uhr obligatorisch. Das Bewegungsprogramm am Nachmittag kann auch ausgedehntere Wanderungen vorsehen.

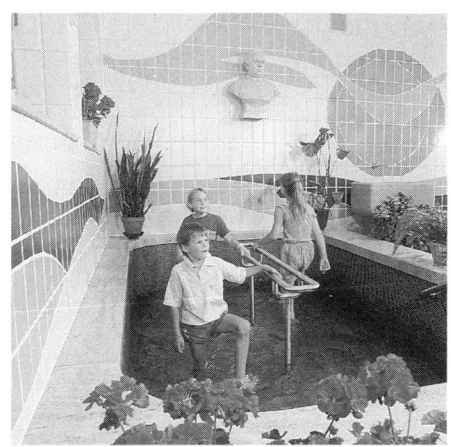

Wassertreten vor dem Schlafengehen macht auch muntere Kinder müde.

Je nach Bedarf können die Kinder schon Massage verordnet bekommen, die Ernährung richtet sich nach Vorgaben der vollwertigen Mischkost oder sieht auch spezielle Diätformen je nach Krankheitsbild vor.

KNEIPPKURBEHANDLUNG BEI JUGENDLICHEN (10–16 JAHRE)

Hydrotherapie 1. Woche

	frühmorgens	vormittags	nachmittags
Montag	Wechselarmguß	Vollbad (Heublumen, Thymian, Rosmarin, Melisse, Fichtennadel, Wacholder)	–
Dienstag	Wechselschenkelguß	–	–
Mittwoch	Wechseloberguß	Heublumensack	–
Donnerstag	Wechselknieguß	–	–
Freitag	Wechselschenkelguß	Vollbad	–
Samstag	–	–	–

Hydrotherapie 2. Woche

	frühmorgens	vormittags	nachmittags
Montag	Wechselschenkelguß	Vollbad	–
Dienstag	Armguß	–	–
Mittwoch	Wechselschenkelguß	Heublumensack	–
Donnerstag	Wechseloberguß	–	–
Freitag	Schenkelguß	Vollbad	–
Samstag	–	–	–

Hydrotherapie 3. Woche

	frühmorgens	vormittags	nachmittags
Montag	Schenkelguß	Vollbad	–
Dienstag	Armguß	–	–
Mittwoch	Schenkelguß	Heublumensack	–
Donnerstag	Oberguß	–	–
Freitag	Unterguß	Vollbad	–
Samstag	–	–	–

Hydrotherapie 4. Woche

	frühmorgens	vormittags	nachmittags
Montag	Schenkelguß	Vollbad	–
Dienstag	Oberguß	–	–
Mittwoch	Unterguß	Heublumensack	–
Donnerstag	Oberguß	Vollbad	–
Freitag	Schenkelguß	–	–
Samstag	–	–	–

Hydrotherapie 5. Woche

	frühmorgens	vormittags	nachmittags
Montag	Schenkelguß	Vollbad	–
Dienstag	Oberguß	–	–
Mittwoch	Vollguß	Heublumensack	–
Donnerstag	Oberguß	–	–
Freitag	Schenkelguß	Vollbad	–
Samstag	–	–	–

Entsprechend der Konstitution und der Entwicklung des körpereigenen Reaktionssystems kann diese Altersgruppe schon ein hydrotherapeutisches Kurprogramm wie gesunde Erwachsene durchführen. Auch hier können nach Bedarf Inhalationen für eine Gesundung der Atemwege sorgen. Massage wird bei gegebener Indikation ebenfalls eingesetzt. Ansonsten ist aber auch hier der Schwerpunkt der Bewegungstherapie im aktiven Bereich, bei Sport und Training am Nachmittag gesetzt.

Die Ernährung beruht auf vollwertiger Mischkost und kann natürlich auch gezielte Diätformen einsetzen, wenn dies notwendig ist. Die mittägliche Liegekur ist auch für die „Großen" vorgeschrieben, sie ist ein wichtiges Element der Chronobiologie, ebenso wie jeden Abend 2 Minuten Wassertreten, um das Einschlafen zu fördern. Schwimmen kann ebenfalls jeden Tag das Bewegungsprogramm abrunden.

EINIGE GEDANKEN ZUR DURCHFÜHRUNG VON KINDERKUREN UND MUTTER-(VATER)-KIND-KUREN

Unzweifelhaft läßt sich die Durchführung der Kneippschen Therapiemaßnahmen im Verlauf eines Kuraufenthaltes an einer entsprechend dafür geeigneten Anstalt am besten erlernen. Dem Kind wird die Angst vor thermischen Reizen genommen, seine Ernährungsprobleme können gelöst werden, und es wird vor Rückfällen in alte, fehlerhafte Gewohnheiten bewahrt. Klimareize setzen ein und ein gezieltes Bewegungstraining läßt sich unschwer durchsetzen. Das Erleben einer Gemeinschaft in Spiel und Beschäftigung hat ordnungstherapeutischen Wert. Man darf sich aber nicht der Täuschung hingeben, daß ein vier- oder sechswöchiger Kuraufenthalt alle gesundheitlichen Probleme eines Kindes lösen kann. Die Fortführung und Beibehaltung derartig gesundheitsfördernder Lebensweisen hängt zum großen Teil davon ab, ob es uns gelingt, diese in das alltägliche Leben in der Familie zu übertragen und damit zu einem Dauerzustand werden zu lassen. In dieser Hinsicht kommt den Mutter-(Vater)-Kind-Kuren große Bedeutung zu. Einmal werden die Mütter bzw. Väter mit den erforderlichen Maßnahmen persönlich vertraut. Dazu ist es vorteilhaft, wenn sie selbst in die Kurmaßnahmen einbezogen werden und am eigenen Befinden den Nutzen der Therapie erfahren. Zum anderen ist es nur so möglich, auch sehr frühe Altersstufen an die gesundheitsfördernden Maßnahmen heranzuführen, was gerade im Sinne der Prävention von großer Bedeutung ist. Es gelingt im Verlauf eines mehrwöchigen Kuraufenthaltes, eine gewisse Gesundheitserziehung von Mutter bzw. Vater und Kind zu erzielen, was uns letztlich zu der Hoffnung berechtigt, daß es zu einem Fort- und Weiterwirken im Familienverband kommt.

Gerade aber ein solch breitenwirksamer Effekt schwebte wohl auch Sebastian Kneipp vor. Er hat ein im Grunde zeitloses Gesundheitsprogramm entwickelt, so daß es an uns liegt, diese Erkenntnisse und Prinzipien in heutige und wohl auch zukünftige Lebensformen zu übertragen. Seine Ratschläge „So sollt ihr leben" haben heute mehr denn je Gültigkeit und Berechtigung, auch wenn sich ihre Modalitäten wandeln können.

KNEIPPANWENDUNGEN ZU HAUSE

Die Kneippkur ist eine feine Sache: Aus ihr kann viel Wertvolles mit in den Alltag, in die tägliche Gesundheitspraxis zu Hause mitgenommen werden. Und wohl kaum woanders sind die Familien auf mehr Eigeninitiative und Selbstbehandlung angewiesen als beim erkrankten Kind.

Dennoch: Auch kleine Anwendungen können große Wirkungen zeigen, und falsch gesetzte Anwendungen können Schaden anrichten. Deshalb sei an dieser Stelle nochmals eindringlich darauf hingewiesen, daß eine Selbstbehandlung nicht ohne Abstimmung mit dem Arzt angefangen werden sollte.

Dies gilt besonders bei schwerwiegenden oder chronischen Kinderkrankheiten: Wegen der Komplexität der Krankheitsbilder ist es am besten, man testet das individuell beste Behandlungsprogramm im Rahmen einer Kur genau aus. Dann weiß man, wie das Kind auf bestimmte Anwendungen reagiert, was ihm am besten bekommt, worauf es weniger gut reagiert. Nicht zuletzt dies ist ein Grund dafür, daß Mutter-Kind-Kuren (oder Vater-Kind-Kuren), und warum eigentlich nicht auch Familienkuren, immer mehr in den Vordergrund rücken: Man lernt gemeinsam sein optimales Gesundheitstraining!

Wenn Sie aber nach einer erfolgreichen Kneippkur oder in Abstimmung mit Ihrem Arzt „grünes Licht" für häusliche Therapie des Kindes nach der Kneippmethode bekommen haben, dann bedarf es nur weniger Handgriffe und geringer Investitionen, um das Badezimmer in eine Gesundheitsstation zu verwandeln.

Was Sie ohnehin schon haben:
Große Badehandtücher, eine Badehaube, eine rutschfeste Matte oder einen Holzrost als Unterlage bei Güssen in der Badewanne oder Duschkabine. Plastikwannen für Arm- und Fußbäder oder entsprechend große Gefäße sowie ein Wasserthermometer.

Was Sie noch anschaffen müssen:
Einen Schlauch für Güsse, 3/4 Zoll weit und mindestens 150 cm lang, mit einer Weiche an die Wasserarmaturen anzuschließen. Ebenso geeignet ist ein Kneippsches Gießrohr aus Nirosta-Stahl, das anstelle des Duschkopfes aufgeschraubt werden kann. Die

Brause selbst ist für Güsse ungeeignet.

Badezusätze: Pflanzenextrakte oder Badeöle besorgt man am besten in der Apotheke, der Apotheker berät gerne, welche Produkte den nötigen Wirkstoffgehalt garantieren. Vor allem natürliche Extrakte sind nicht immer „wannenrein", d. h. hierfür muß die Wanne säurefest sein. Badeöle sind dagegen problemlos hinsichtlich der Wannenpflege und gewähren in der Regel auch den für das Kind wichtigen Rückfettungsschutz.

WICHTIGE GRUNDPRINZIPIEN

Bevor Sie mit dem Kneipp-Programm zu Hause beginnen, sollten Sie einige wichtige Grundprinzipien noch eisern beherzigen!

a) Niemals kalte Anwendungen auf kalte Haut oder wenn das Kind allgemein friert oder fröstelt. Vorher immer für aktive Erwärmung sorgen, sonst Erkältungsgefahr!

b) Nach größeren Anwendungen immer eine Ruhepause, am besten im warmen Bett, einhalten lassen.

c) Nach jeder Anwendung sollte das Kind sich wohl fühlen. Wenn Ihnen seine Reaktion auf die Anwendung nicht korrekt erscheint,

zögern Sie nicht, den Arzt zu fragen!

d) Keine hydrotherapeutische Anwendung unmittelbar vor oder nach dem Essen oder im zeitlich engen Zusammenhang mit Schwimmen. Der Organismus braucht Distanz zu diesen unspezifischen Reizen und Belastungen, damit er auf die gezielte Anwendung richtig reagieren kann.

e) Anwendungsreize nicht übertreiben. Es gilt die Faustregel, daß kleine Reize aufmuntern, mittlere Reize eine Trainingswirkung haben, zu große Reize aber eher schaden.

f) Bei Unwohlsein oder unerwarteten Reaktionen den Arzt konsultieren.

Im folgenden sind die Kneippanwendungen beschrieben, die zur Behandlung des erkrankten Kindes oder zur Kräftigung seiner Organe und Funktionen zu Hause eingesetzt werden können.

WASCHUNGEN

Kneippsche Waschungen sind relativ milde Maßnahmen aus der Hydrotherapie, die jedoch, regelmäßig angewandt, ihre Wirkung auf den Kreislauf und vor allem auf das vegetative Nervensystem nicht verfehlen. Waschungen werden in der Regel kalt oder bestenfalls temperiert (Zimmertemperatur) durchgeführt. Sie verur-

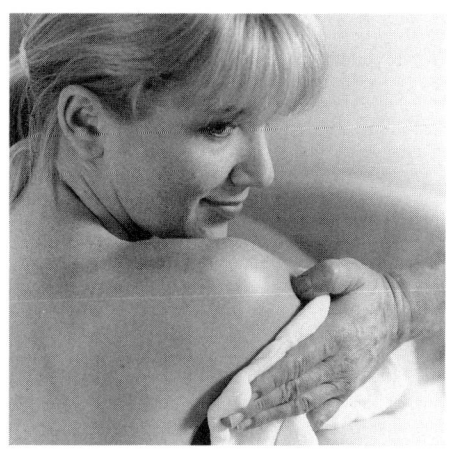

Waschung

nerell zwischen Morgen- und Abendwaschungen: Frühmorgens führt die Oberkörper- oder Ganzwaschung zur Kreislauf-Anregung, am Abend ist die Unterkörperwaschung eine vorzügliche Einschlafhilfe.

Oberkörperwaschung/ Unterkörperwaschung

Bei der *Oberkörperwaschung* beginnt man mit dem rechten Arm an der Handoberfläche, danach außen hoch zur Schulter, dann wird die Innenseite des Armes gewaschen, und schließlich passiert das gleiche mit dem linken Arm. Hierauf werden Brust sowie Bauch und abschließend der Rücken abgewaschen. Das Tuch muß mehrmals angefeuchtet und an die Haut etwas angedrückt werden, damit wirklich Wasser an ihr haften bleibt.
Vorsicht! Diese Anwendung nicht auf kalten Körper, nicht bei Frieren oder Frösteln, nicht im Durchzug; anschließend kurz ruhen!
Bei der *Unterkörperwaschung* verfährt man ähnlich, immer am rechten Bein außen beginnend und am linken Bein innen endend: Erst außen von unten nach oben, danach auf der Vorderseite des Beines, dann innen und schließlich hinten mitsamt dem Gesäß waschen.
Tip! Es gelten die gleichen Vorsichtsregeln wie bei der Oberkörperwaschung: nach der Anwendung nicht abtrocknen, sondern

sachen zunächst ein kurzes Zusammenziehen der peripheren (hautnahen) Blutgefäße, dann als Reaktion darauf eine Erweiterung durch Mehrdurchblutung und somit ein spürbares Wärmegefühl. Insgesamt harmonisieren sie den Wärmehaushalt und die autonomen Nerven, lokal angewandt wirken sie auch schlaffördernd.
Für eine Waschung benötigt man entweder einen großen, saugfähigen Waschlappen oder ein entsprechendes Waschtuch, mit dem man einen schönen Wasserfilm auf die Haut auftragen kann. Zur Verstärkung des Kältegefühls durch Verdunstung sollte das Wasser nicht abgetrocknet werden, außerdem kann man Obstessig hinzugeben, was dem Säuremantel der Haut guttut und die Verdunstung weiter verstärkt.
Hinsichtlich der beabsichtigten Wirkung unterscheidet man ge-

feucht ins Bett legen. Bei Einschlafstörungen kann die Unterkörperwaschung auch mehrmals wiederholt werden, sobald sich neues Wärmegefühl in den Beinen eingestellt hat.

GÜSSE

Ein Kneippscher Guß ist immer ein „Flachguß", das heißt, das Wasser fließt im flachen Winkel auf die Haut und bildet dort einen Wassermantel. Der dazu notwendige Wasserdruck wird wie folgt eingestellt: Den 3/4-Zoll-Schlauch oder das Gießrohr so halten, daß das Wasser senkrecht genau eine Handbreit hochsteigt. Dies ist der optimale Gießdruck für die Flachgüsse.

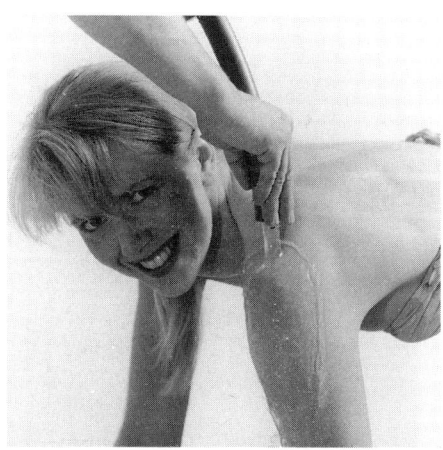

Armguß

Armguß/Wechselarmguß

Beim *Armguß* wird der Gießschlauch (Gießrohr) beginnend am rechten Arm außen von der Handrückseite hoch bis zur Schulter geführt. Dort verweilt man kurz, um abschließend an der Arminnenseite wieder bis zur Hand hinabzufahren. Am linken Arm wird gleichermaßen verfahren. Beim *Wechselarmguß* wird mit dem Warmguß (ca. 36° C) begonnen dann erfolgt der Kaltguß, danach nochmals warm und kalt zum Abschluß.

Oberguß/Wechseloberguß

Beim *Oberguß* wird zusätzlich zu beiden Armen der gesamte Brustkorb begossen. Man gießt beginnend an der rechten Hand den rechten Arm hoch bis zur Schulter, dann an der Innenseite abwärts. Mit aufrechtem Schlauch geht es dann an der Innenseite des linken Armes hoch und von dort auf die Brust, die mehrmals umkreist wird.
Von der rechten Brustseite her fährt dann der Wasserstrahl langsam auf den Rücken und begießt diesen ebenso kreisförmig. Dabei hebt das Kind, das vornübergebeugt steht, den Kopf, damit die Haare nicht naß werden. Ebenso ist darauf zu achten, daß das Wasser nicht in die Kleidung fließen kann. Schließlich geht man mit dem Schlauch an der linken Schulter beginnend den linken Arm wieder abwärts.

Beim *Wechseloberguß* wird diese Prozedur zweimal wiederholt in der Abfolge warm–kalt–warm–kalt.

Knieguß/Wechselknieguß
Beim *Knieguß* beginnt man rechts außen am Fußrücken, fährt mit dem Guß hoch bis etwa 10 cm über das Knie, wo man einige Sekunden verweilt, und fährt dann auf der Innenseite des Beines abwärts. Danach wird das linke Bein genauso behandelt, abschließend werden beide Fußsohlen abgegossen.

Tip: Am besten stellt man sich bei der Anwendung auf einen Lattenrost, so daß die Füße während der ca. 1 bis 2 Minuten des Gusses nicht im abfließenden Wasser stehen.

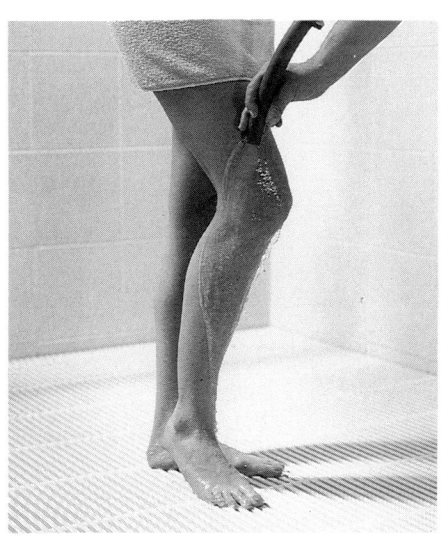

Knieguß

Beim *Wechselknieguß* (warm–kalt–warm–kalt) beginnt man immer mit dem Warmguß (ca. 38° C), bis die Füße und Knie schön warm sind, dann folgt der Kaltguß, abschließend werden auch die Fußsohlen kalt begossen.

Schenkelguß/Wechselschenkelguß
Beim *Schenkelguß* beginnt man am rechten Bein vom Fußrücken außen hoch bis zur Leiste, verweilt dort einige Sekunden und fährt am Bein innen wieder abwärts. Dasselbe geschieht mit dem linken Bein. Abschließend sind wieder die Fußsohlen dran. Für den *Wechselschenkelguß* gelten die Vorschriften wie beim Wechselknieguß sinngemäß.

Unterguß
Der *Unterguß* kommt einem verlängerten Schenkelguß gleich: Er begießt auch Teile des Unterleibes, indem man von den Oberschenkeln über das Gesäß bis zur 12. Rippe am Rücken bzw. bis zum Rippenbogen vorne hochfährt und dort jeweils einige Sekunden kreist. Am Ende des Untergusses wird nicht am Bein abwärts gegangen, sondern mit der sog. Leibspirale aufgehört: Der Wasserstrahl kreist drei- bis sechsmal von rechts nach links in der Verlaufsrichtung des Dickdarmes.

Vollguß/Wechselvollguß

Beim *Vollguß* wird der ganze Körper nach und nach begossen. Man beginnt wie immer am rechten Fuß und fährt das rechte Bein außen hoch. Über das Gesäß verläuft der Strahl nun zum linken Bein und dort innen abwärts. Dann das linke Bein außen hoch, bis zum Gesäß. Dort verweilt man mit dem Wasserstrahl, gibt dem Patienten etwas Wasser zum Abschrecken der Brust und benetzt selbst mit der Hand den Rücken. Dann setzt man den Guß beginnend am rechten Arm an der Hand außen fort bis hoch zur Schulter. Dort verweilt man so, daß zwei Drittel des Wassers über den Rücken und ein Drittel über den Bauch ablaufen. Auf dem Rücken wechselt man dann zum linken Arm hinüber und verfährt analog zur rechten Seite. Schließlich geht man an der linken Seite abwärts zum Fuß.

Der Patient dreht sich nun um und man setzt einen zweiten Teil des Vollgusses wieder rechts am Fuß beginnend in der gleichen Weise wie von hinten, allerdings läßt man nun von der Schulter zwei Drittel des Wassers über die Brust und ein Drittel über den Rücken abfließen. Am Ende läuft der Wasserstrahl das linke Bein abwärts und ganz zum Schluß werden noch die Fußsohlen abgegossen.

Der *Wechselvollguß* als die massivste Gießanwendung vollzieht diesen Guß mit zweimaligem Wechsel warm–kalt–warm–kalt.

BÄDER

Wechselfußbad

Hierzu benötigt man zwei Gefäße oder Fußbadewannen, von denen eine kaltes und die andere 38° C warmes Wasser enthalten. Man beginnt mit dem Warmbad (ca. 5 Minuten) und geht dann zum Kaltbad (ca. 10 Sekunden) über. Das wird nochmals wiederholt.

Vollbad mit Kräuterzusatz

Beim *Vollbad* bedeckt das Wasser den ganzen Körper bis zum Hals. Eine normale Badewanne benö-

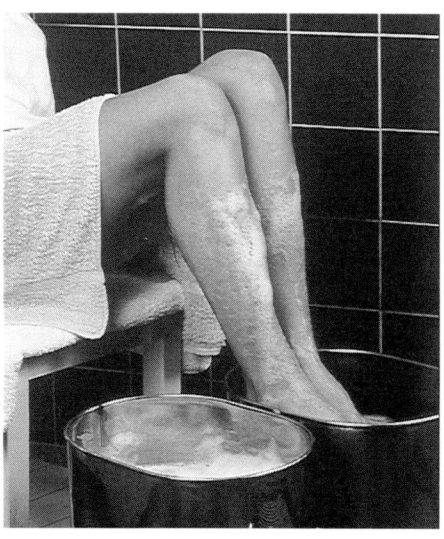

Wechselfußbad

tigt beim Vollbad 200 bis 300 Liter Wasser.

Das *kalte Vollbad* ist eine der stärksten Kneippschen Anwendungen. Die Temperatur des Wassers beträgt maximal 18° C, die Badedauer je nach Verträglichkeit 5 bis 10 Sekunden.

Das *temperierte Vollbad* mit 25° C Wassertemperatur wird sehr selten angewendet, die Dauer ist etwa 10 Sekunden.

Das *warme Vollbad,* das wir üblicherweise als Reinigungsbad kennen, kommt in der Kneipp-Therapie mit Badezusätzen zur Anwendung. Die Temperatur beträgt 36–38° C, die Badedauer 10 bis 20 Minuten. Als Zusätze kommen Heublumenextrakte, Fichtennadelextrakt nach DAB 7 sowie Baldrianextrakt zur Verwendung. Naturreine Extrakte sind am wirkungsvollsten, allerdings setzen sie säurefeste Wannen, meist aus Nirosta-Stahl, voraus. Für den Hausgebrauch sind wannenreine Badeöle besser geeignet.

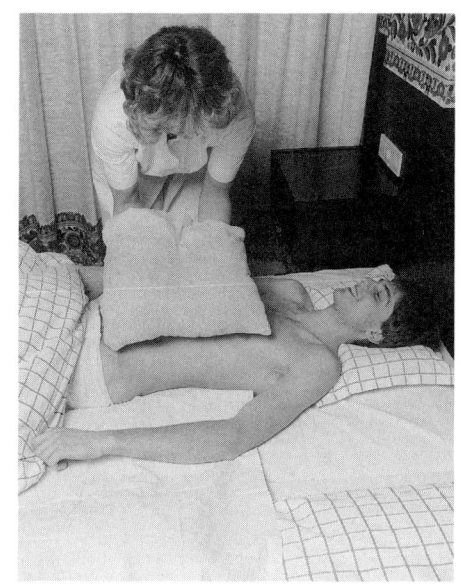

Heublumensack

HEUBLUMENSACK

Der Heublumensack, kurz Heusack, ist ziemlich aufwendig, und daher in vollem Umfang zu Hause kaum herzustellen. Mittlerweile sind aber Heublumenpackungen fertig im Fachhandel (Apotheke, Drogerie) erhältlich.

Diese Packungen werden im Dampftopf oder über heißem Wasser erhitzt und dann so heiß wie möglich aufgelegt. Der Behandelte wird dazu gut ins Bett eingepackt, wobei ein Leinentuch zum Schwitzen sinnvoll ist. Der Heusack bleibt 45 Minuten bis 1 Stunde aufgelegt und verursacht dabei intensives Schwitzen. Nach der Anwendung ist eine kurze kalte oder temperierte Abgießung sinnvoll, danach ist dringend Ruhe erforderlich, um nicht nachschwitzend auszukühlen und sich eine Erkältung zu holen.

ANHANG

ADRESSEN, DIE WEITERHELFEN

Internationale Konföderation der Kneipp-Bewegung (IKK)
Adolf-Scholz-Allee 6—8
D-8939 Bad Wörishofen
Telefon 0 82 47/30 0 20

Kneipp-Bund e.V., Bundesverband für Gesundheitsförderung, Kneipp-Zentrum
Adolf Scholz-Allee 6—8
D-8939 Bad Wörishofen
Telefon 0 82 47/30 0 20

Kneippärztebund, Ärztliche Gesellschaft für Physiotherapie e.V.
Alfred-Baumgarten-Straße 4
D-8939 Bad Wörishofen
Telefon 0 82 47/70 01

Kneipp-Schule, Fachschulen für Physiotherapie
Brucknerstraße 1
D-8939 Bad Wörishofen
Telefon 0 82 47/70 35
(staatlich anerkannte Fachschule für Kneipp-Bademeister, medizinische Bademeister, Masseure und Kranken-gymnasten)

Sebastian-Kneipp-Akademie für Gesundheitsbildung
Adolf-Scholz-Allee 6—8
D-8939 Bad Wörishofen
Telefon 0 82 47/30 0 20
(Ärztliche Akademie für Naturheilverfahren, Fernkurs „Gesundheitspädagogik", Ausbildung von Übungsleitern)

Verband Deutscher Kneippheilbäder und Kneippkurorte
Postfach 1260
D-6277 Bad Camberg
Telefon 0 64 34/60 01

Österreichischer Kneipp-Bund
Turmgasse 3d
A-8707 Leoben

Österreichischer Kneippärztebund
Auzeile 22a
A-2620 Neunkirchen

Kneipp-Werke Würzburg
Steinbachtal
D-8700 Würzburg

Kneipp-Werke Bad Wörishofen
Leonhard-Oberhäußer-Straße 3
D-8939 Bad Wörishofen
Telefon 0 82 47/10 09

Sebastian-Kneipp-Institut, Bad Wörishofener Forschungsanstalt e.V.
Am Tannenbaum 2
D-8939 Bad Wörishofen
Telefon 0 82 47/35 70

Sebastian-Kneipp-Zentralinstitut
Kathreinerstraße 9a
D-8939 Bad Wörishofen
Telefon 0 82 47/63 03

Städtische Kurdirektion
Postfach 1443
Rathaus, Bgm.-Ledermann-Str. 1
D-8939 Bad Wörishofen
Telefon 0 82 47/35 02 50 oder 35 02 52; Telefax 0 82 47/35 02 53

Deutsche Rheumaliga
Rheinallee 69
D-5300 Bonn 2

LITERATURHINWEISE

Sebastian Kneipp: Meine Wasserkur. Kneipp-Verlag,
Bad Wörishofen 1990.

Sebastian Kneipp: So sollt Ihr leben. Kneipp-Verlag,
Bad Wörishofen 1990.

Prof. Dr. med. Hans-Dieter Hentschel (Hrsg.): Naturheilverfahren in der
ärztlichen Praxis. Deutscher Ärzteverlag, Köln 1991.

Dr. med. Wolfgang Brüggemann (Hrsg): Lehrbuch Kneipptherapie.
Springer Verlag, Berlin 1986.

Dr. med Robert M. Bachmann: Naturheilverfahren für die ärztliche
Praxis. perimed Verlag, Erlangen 1990.

—

STICHWORTVERZEICHNIS